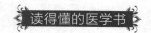

一本书了解
女性身体健康

[日]片山洋次郎 著

若生凯 译

电子工业出版社

Publishing House of Electronics Industry

北京·BEIJING

JYOSEINOTAME NO KARADA NO YURUME-KATA
Copyright ©2012 by Youjiro KATAYAMA
Illustrations by Taeko WAKABAYASHI
All rights reserved.
Original Japanese edition published by PHP Institute, Inc.
This Simplified Chinese edition published by arrangement with
PHP Institute, Inc., Tokyo in care of Tuttle-Mori Agency, Inc., Tokyo
through GW Culture Communications Co., Ltd., Beijing

本书中文简体字版授予电子工业出版社独家出版发行。未经许可，不得以任何方式抄袭、复制或节录本书中的任何内容。

版权贸易合同登记号　图字：01-2016-2621

图书在版编目（CIP）数据

一本书了解女性身体健康/（日）片山洋次郎著；若生凯译.—北京：电子工业出版社，2019.12
（读得懂的医学书）
ISBN 978-7-121-37807-2

Ⅰ.①一… Ⅱ.①片… ②若… Ⅲ.①女性-保健-基本知识 Ⅳ.①R173

中国版本图书馆CIP数据核字（2019）第240838号

责任编辑：汪信武
印　　刷：三河市君旺印务有限公司
装　　订：三河市君旺印务有限公司
出版发行：电子工业出版社
　　　　　北京市海淀区万寿路173信箱　　邮编：100036
开　　本：880×1230　1/32　印张：4.75　字数：64千字
版　　次：2019年12月第1版
印　　次：2019年12月第1次印刷
定　　价：45.00元

凡所购买电子工业出版社图书有缺损问题，请向购买书店调换。若书店售缺，请与本社发行部联系，联系及邮购电话：（010）88254888，88258888。

质量投诉请发邮件至zlts@phei.com.cn，盗版侵权举报请发邮件到dbqq@phei.com.cn。

本书咨询联系方式：QQ 20236367。

作者简介

片山洋次郎,生于1950年,东京大学教养学系中途退学。受到"野口整体疗法"的影响,创造出一套属于自己的独特整体疗法。目前为气乡会整体道场的负责人。

著有《对骨盆有效——提高睡眠质量和帮助集中精力的整体入门书》、《对身体有效——根据每个人体质制定的整体方法》(文艺春秋)、《整体日历——各季节对应的整体疗法》(日本 Editor School 出版部)、《善待自己的整体疗法》(筑摩书房)、《让身体变得聪明》(集英社)等书。

整体疗法使人身心愉悦

在竞争激烈的时代，任何公司都希望员工可以工作专心、事半功倍。理论上讲，工作效率提高后，可以给自己留下许多空闲时间来提高生活质量。但实际上是这样吗？想必大部分人都会说"No"。

现实生活中，人们总会有忙不完的事，即便完成了当天的任务，心里还是很不踏实，这种"紧张感"不知不觉中成为大家生活的常态。

每个人都想做有意义、有价值的事，只有这样，才不至于荒废时间，还可以活得更加精彩。但是，人不能为了有意义、有价值的生活而过度劳累，而是应该做到劳逸结合。

只有得到充分的休息，才能做到事半功倍。

工作劳累时，做深呼吸是个不错的选择，这样可以让呼吸变缓，缓解紧张情绪。此外，喝茶、伸懒腰、打哈欠也有缓解紧张情绪的效果。

在忙碌的生活中，有些人可能不会有太多属于自己的时间，但一定不要忘记努力调节心情，将身心调整到最佳状态。

希望我介绍的整体疗法，能为大家带来一份舒心。

片山洋次郎

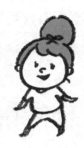

绪论　女性身体保养与整体疗法

掌握身体循环规律，让生活更加舒适……………… 2

第 1 章　整体疗法需要掌握的要点

心情舒畅 = 身体舒适 = 放松身心 ……………… 6
关于呼吸…………………………………………… 9
为什么会有疼痛产生……………………………… 11
"通气"是怎么回事………………………………… 13

"微伸展"缓解身体疲劳……………………………… 16

通过"微弱运动"缓解身体疲劳…………………… 19

第2章 日常生活中缓解身体疲劳的方法

缓解身体疲劳,让身体循环顺畅…………………… 22

人体的基础循环——呼吸…………………………… 23

  方法1:伸懒腰(最好自然而然地打哈欠)……… 25

人体一天的循环周期………………………………… 26

  方法2:抬腿微伸运动………………………… 28

  方法3:抬额法………………………………… 30

人体一个月的循环周期……………………………… 31

  方法4:抬腿微伸运动(侧抬腿,左腿为主)…… 34

人体一年的循环周期………………………………… 36

  方法5:向血海穴"通气"……………………… 38

  方法6:向足三里穴"通气"…………………… 41

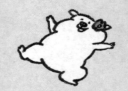

缓解不易缓解的身体疲劳……………………………… 42

胸部变硬＝精神紧张 ……………………………………… 43

　　方法7：双手对掌姿势，可使胸部放松…………… 46

　　方法8：手腕相互接触，可使胸部放松…………… 47

人际关系与整体疗法…………………………………… 48

　　方法9：手臂上的穴位……………………………… 50

让交感神经放松………………………………………… 52

　　方法10：向眼部"通气"……………………………… 54

"呼吸"是放松的根本——骨盆下部的放松………… 55

　　方法11："屏气、呼气"＝放松骨盆下部 ……… 58

　　方法12：通过正确呼吸放松骨盆 ………………… 59

了解真正的舒适感……………………………………… 60

　　方法13：踢腿、甩臂 ……………………………… 64

　　方法14：保持青蛙体态 …………………………… 65

志同道合的人之间相互影响…………………………… 66

为什么会有合得来与合不来之分……………………… 67

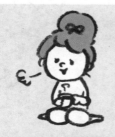

方法 15: 让彼此放松的位置关系……………………… 70

相互了解对方身体的感性（癖性）…………………… 71

第 3 章　睡眠是缓解一切疲劳的根本

睡眠与腰部疲劳的关系……………………………… 76

类型 I【第 1 腰椎】双臂向两侧伸展睡觉…………… 78

　第 1 腰椎的微弱运动　………………………… 81

类型 II【第 2 腰椎】侧卧睡觉………………………… 82

　第 2 腰椎的微弱运动　………………………… 85

类型 III【第 3 腰椎】睡眠中易惊醒，睡相不好 …… 86

　第 3 腰椎的微弱运动　………………………… 89

类型 IV【第 4 腰椎】蜷缩、俯卧位、四肢向两侧伸展

　睡觉……………………………………………… 90

　第 4 腰椎的微弱运动　………………………… 93

类型 V【第 5 腰椎】抱着被子睡觉、坐着犯困，躺下

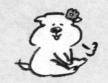

却睡不着类型 ………………………………………… 94

第5 腰椎的微弱运动 ……………………………… 97

第4章　人生各个阶段放松身体的方法

幼儿的身体——自然"通气" ……………………… 100

青春期的身体——身心都会起"化学反应" ……… 104

　方法16：防止"怯场"的方法 …………………… 108

青年女性的身体——生理期、妊娠、分娩等生理活动

　………………………………………………………… 109

　方法17：给第4腰椎和骨盆增加弹性 …………… 114

　方法18：抱住膝关节，使骨盆紧缩 ……………… 115

中年女性的身体——更年期需要对骨盆进行"检修"

　………………………………………………………… 116

　方法19：收紧侧腹 ………………………………… 120

　方法20：向大腿内侧"通气" …………………… 121

方法 21：第 2 趾和第 3 趾 ………………………… 122

老年女性的身体——在失去中得到自由 ……………… 123

　　方法 22：按压足趾间 ……………………………… 128

　　方法 23：摩挲（轻轻地接触，然后"通气"）

　　　　　　腿部（膝盖以下部分，特别是足三里穴）

　　　　　　……………………………………………… 129

通过身体状态寻找整体（治疗）方法 ………………… 130

结束语：用自己的双手就可以得到健康 ……………… 137

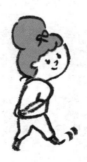

绪论

女性
身体保养与
整体疗法

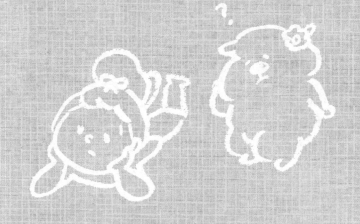

掌握身体循环规律，
让生活更加舒适

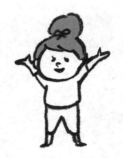

　　人们都在讨论究竟什么是幸福，就我个人而言，身体舒适才是最幸福的。与男性相比，女性更加注重身体保养，可能因为保养良好的身体就会感到舒适的缘故。女性的平均寿命比男性的平均寿命多7年。

　　整体疗法的宗旨是帮助人们更好地保养身体。人的一生不可能一直处于同一状态，人们为了适应季节和环境的变化，需要无时无刻地"改变"自己。人体是由60多兆个细胞构成的，这些细胞需要维持一种"平衡"，才能使人体一直保持健康。

也就是说，人体为了能够健康地生活下去，并活得舒适，就需要不断地"改变"自己。

这究竟是怎么回事呢？

例如，每位女性都要经历生理期。生理期其实是恢复身心平衡的绝好时期；同理，分娩后如果保养得当也会使身心得到恢复。

女性对身体的舒适度比男性更为敏感，同样，对身体的变化（头痛、落枕、腹痛等）也更为敏感。出现不舒服的症状，说明身体需要对其平衡进行重新调控。

整体疗法就是通过调节身心平衡对各种症状进行改善的治疗手段。

身体无时无刻不在发生着变化。深呼吸是维持身体正常工作的关键。要想充分地深呼吸，身体最好处于放松状态。

深呼吸不仅可以帮助人们冷静地对待事物，还可以使人们更好地控制身体。

现实生活中，无论是由环境因素引起的精神过度紧张，还是社会因素引起的精神过度紧张，都会使呼吸变浅，造成身体疲劳和心情不愉快。为了缓解身体疲劳和调整不愉快的心情，最好的方式就是睡眠。如果睡眠不佳，就无法让疲劳的身体得到充分缓解，长此以往，会引起身体诸多的不适。

整体疗法可以帮助人们加深呼吸、提高睡眠质量。保持充足的睡眠，就会使心情变得更好，从而使疲劳的身体得到充分的休息。因为女性身体比较敏感，所以整体疗法对其产生的效果也就更加明显。

在日常生活中，大家可以抽一些时间多做做深呼吸，这样有助于缓解身体疲劳。为了能够让女性更加健康舒适地生活，针对女性特有的体质，本书向大家介绍了一些保养身体的方法。

第1章

整体疗法需要掌握的要点

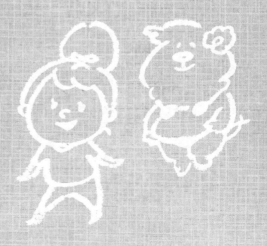

心情舒畅 =
身体舒适 =
放松身心

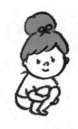

　　身体舒适是指身体状态良好,各器官可以发挥较好的功能。正常情况下,身体都会选择向好的方面发展,而不会向不好的方面发展。"充分活动身体－集中精力""进食－排泄""放松－排泄"都能让人身体舒适。

　　人们一边工作一边顺畅地呼吸,这样就会特别舒适。身体每时每刻都在变化,同时,人的心情也在随着身体的变化而变化（即身体往好的方面发展，心情就好；身体往不好的方面发展，心情就会变糟）。所以，放松身心是拥有良好心情的关键。运动或者开始工作前，请保持良好的睡眠和放松的身心。喝茶、与人闲谈、泡澡都是缓解心情的好方法。

接受整体疗法治疗时，（被治疗者）身体需要保持一个良好的状态，同时还要充分放松身心。所以，整体疗法的关键在于"放松"。

向大家介绍的整体疗法里，有三大"基石"需要牢记。

1. 通气

2. 微伸展（指轻轻地拉伸身体某一部位，使其放松）

3. 微弱运动

以上每一项做法都可以放松身心。充分地放松身心后，会感觉身体"内热外凉"，呼吸变深且缓慢，下腹有气体流入。即使在初始阶段可能无法感觉到呼吸变深慢及身体"内热外凉"，但总体来讲，还是会让人有舒适感。

关于呼吸

呼吸的深浅可以说明一个人是否有活力。深呼吸可以让人身心愉悦、精神饱满。接下来就进一步探讨一下"深呼吸"。

呼吸深浅决定了人的注意力和放松身心的程度。

首先需要探讨一下注意力与呼吸的关系。

如果可以心无杂念、静静地呼出一口气,说明人注意力集中。但是,如果此时呼气突然停顿,说明有可能肩部用力过度,导致身体都无法正常工作,最终呼吸停滞。

如果精神集中，就会心无杂念，呼吸也会通畅。呼气（自然）结束后，会马上顺畅地吸入下一口气，然后再吐出，中途呼吸不会停滞。

人在注意力集中时还有另外一个特征，那就是呼气比吸气更用力。相反，在身心放松状态下，呼气要比吸气更省力。

身心放松的程度与呼吸间隔的关系密切。呼吸间隔是指呼气结束后与下一次吸气之间的间隔时间。在这短暂的时间内，人体一般处于四肢无力状态。换言之，四肢无力时，人体处于完全放松的状态。

四肢无力的这一瞬间，身心忽然改变平衡，恢复到原有状态（正常的工作状态）。

整体疗法可以延长"呼"和"吸"之间的间隔，帮助身心进入下一个正常呼吸阶段。放松身心时，可以进行充分的（流畅的）呼吸；等到集中注意力时，呼吸也随之加深。

为什么会有疼痛产生

经常有人说自己肩膀酸痛,或者肩膀很"重",你知道是什么原因造成的吗?一般来说疼痛比较厉害时,说明左右肩膀酸痛程度差距不大。

在集中精力做事时,一般感觉不到疼痛。而身体放松时,身体某一部位对疼痛就会变得敏感。这是因为身体左右两侧没有均匀恢复所造成的。

身体受到刺激时,肌肉会迅速收缩,此时身体左右两侧同时处于紧缩状态。然而,当身体处于即将放松状态时,左右两侧不会同时放松，一般情况下，身体右侧先开始放松（左侧仍处于紧缩状态）。因此，身体左右两侧紧缩程度的差距会增大，此时开始出现疼痛。

身体左右两侧紧缩的程度差距越大，就越容易感觉到疼痛。哪怕左右两侧平衡有一点点差距，都有可能会引起疼痛。问题不一定只单纯地出现在疼痛一侧，左右两侧要同时恢复，才能使身体恢复弹性，活动自如。

也就是说，开始感觉到疼痛的时间不是在身体最疲劳时，而是在缓解身体疲劳过程中出现的。而且，一旦出现疼痛，身体就会向大脑发出缓解疼痛的信号，使身体进入应激状态。

如果可以顺利地缓解身体疲劳，就不会产生疼痛。举一个痛经的例子。在生理期到来之前，右侧骨盆开始放松，等到左侧骨盆也开始放松时，生理期正式开始。如果此时左侧骨盆无法顺利进入放松状态，就容易引起痛经。如此说来，生理期与骨盆运动规律一致，也是一种缓解身体疲劳的生理活动。

"通气"是怎么回事

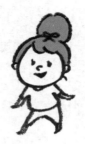

一说"通气",大家肯定会联想到把气(热量)"注入"身体里。那么为什么人们会把气比作热量呢?

这应该追溯到20世纪的能源时代,当时的社会是以能源为中心的,而能源使社会得到了飞速发展。由此类推,人体得到各种"能源",才能更好地做许多事情。但实际上,"通气"是指用手触摸身体某一部位,使触摸的部位和手均发热(注入热量)。用手触摸时力度要适中,不可用力过猛。

"通气"也可以理解为"投脾气""有共鸣"。

例如，将双手对掌合拢，不久手掌会变热。因为两只手掌同时为对方传热，不分主动方与被动方，所以称之为"共鸣"。

用一只手去触摸另一只手的手腕（内外侧均可），此时，手心如果感觉对侧手腕变热，即说明两者"通气"了。

如果不是很容易感觉到这种状态，就请提前有意识地做这种动作。这样，可能会更容易感受。

手掌侧如果意识过强，就会施加多余的力，无法产生"共鸣"。用手触摸自己的身体时，反而比触摸别人的身体更容易施加多余的力。

触摸时手掌感觉到的热不单是手掌释放的热量，同时还有触摸部位也释放了热量。因此，可以说手掌和对侧手腕产生了"共鸣"，让彼此释放热量。

这就是"通气"。主动触摸方和被触摸方相互提高热量的传导，增加彼此的温度。

主动触摸方的那只手掌要放松。另外,自己触摸自己身体时,一定要意识到被触摸侧。以上两点是关键。

身体的穴位是较敏感的区域。找准穴位是让身体放松的关键。

事实上,将手掌放在穴位周围,就会提高穴位的"通气"敏感性,让身体得到更好的放松。

"微伸展"缓解身体疲劳

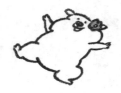

当人感觉到身体疲劳时,可能是由于身体某些肌肉长时间处于收缩状态造成的。如果这些肌肉未能及时缓解,肌肉可能进入既无法放松也无法收缩的状态。与体力劳动相比,过度用脑和用眼的文职工作反而容易让人的肌肉长时间处于收缩状态。

为了能有一个更好的精神状态面对工作(包括体力劳动)和学习,需要在精神高度集中过后,尽情地放松身心。但是,相对来说,过度用脑的人不容易缓解这种状态。随着社会环境的改变，人们需要面对繁重的工作和处理错综复杂的人际关系，想要在精神上（暗指脑部神经）得到充分的休息，是一件很难的事情。

我希望大家在日常生活中，哪怕时间再紧，也要抽出一点时间让身体放松。肌肉在放松状态下应该是柔软的。肌肉在没有用力的状态下，如果一直处于收缩状态，许多人会感觉肌肉酸痛，从而导致身体疲劳。在这种状态下，即便马上做伸展运动缓解肌肉酸痛，也不会有明显的效果。

以前人们认为做伸展运动时要一边呼气一边伸展，但实际上，用脑过度导致的精神紧张，用以上方法大部分无法有效地得到缓解。因为，呼气比吸气还要消耗能量，所以，精神依然保持在紧张状态（用力时容易让精神处于紧张状态），身体疲劳就不会得到缓解。缓解肌肉酸痛的方法有很多，向大家介绍"微伸展"运动，即对身体慢慢地进行轻微伸展，达到放松身体的效果。这样不容易对身体造成伤害。

还有一点需要注意的是，在"微伸展"过程中不要屏住呼吸，保持正常呼吸即可。特别是用脑过度导致的精神紧张，经常使人无意中停止呼吸（极为短暂，不至于危及生命）。介绍深呼吸时，前文向大家提过，呼气结束后和下一次吸气开始前是身体最放松的时间段。所以，为了更好地缓解身体疲劳，请大家多进行深呼吸吧。

通过"微弱运动"缓解身体疲劳

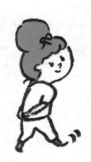

腰部是身体活动的主要部位。腰部有5块腰椎骨，各椎骨发挥自己的特有功能，能让身体活动自如（即不容易让身体过度受累）。

如果腰椎无法正常工作，全身各关节容易反应迟缓，还容易导致身体疲劳，且该类疲劳不容易快速缓解。此外，腰椎无法正常工作还能导致呼吸和睡眠均变浅，进而加重身体疲劳。

通过对第1腰椎到第5腰椎的按摩，不仅可以快速缓解身体疲劳，还可以使身体不容易进入疲劳状态。

了解各腰椎的活动特点，逐个对其按摩，保证身体活动自如，这就是"微弱运动"。

腰椎一旦能正常工作，"微弱运动"也会变得顺畅。反之，身体就会像缺少了润滑剂的机器人一样，连一些细小的动作都会变得僵硬。于是，身体无法顺利地完成一些大的动作。此时要逐步对腰椎进行按摩。

在按摩腰椎过程中，需要配合深呼吸。在"微伸展"那一节向大家介绍过，从呼气结束到下一次吸气开始的时间段，是身体最放松的时候。当然，肯定不可以中途屏住呼吸。

通常，越是集中精力做事的人，往往越容易在中途屏住呼吸（短时间）。所以，做"微弱运动"时也需要注意呼吸频率，让呼吸适度。

每个人导致无法正常工作的腰椎各不相同，通过"微弱运动"，从5个腰椎中寻找无法正常工作的腰椎，入睡前对其充分按摩。这样，不仅使呼吸和睡眠得到改善，还容易缓解身体疲劳。

在第3章会向大家介绍"微弱运动"和睡眠之间的关系。

第 2 章

日常生活中缓解身体疲劳的方法

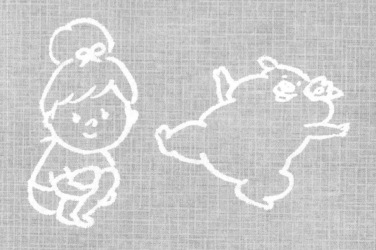

缓解身体疲劳，让身体循环顺畅

要想好好地享受生活，就需要精力充沛，身体充分放松，睡眠充足。而且，集中精力和缓解身体疲劳也要形成一定的规律。因此，为了缓解身体疲劳、调节心情，无论每日有多忙，最好能安排一定的时间进行读书、唱歌、跳舞等活动，来放松身心。

人体的基础循环——呼吸

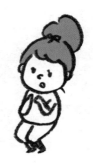

在第1章中向大家介绍过,呼气和吸气有一定的规律,呼气和吸气的间隔是身体保持平衡的关键。

呼气和吸气间隔充分时,可以有效地放松身体。如果间隔过小,说明人处于注意力集中的状态。而且,有一种规律,那就是身心放松时,呼气容易使身体更加放松;相反集中注意力做某事时,呼气反而需要更多体力。

在从事按摩行业的30多年里,我发现一个问题:有许多人呼气后依然不会使身体放松。所以,从集中精力到充分放松身体是一个不好掌控的过程。

有许多人呼吸不是很规律,即便呼气后身体依然得不到放松,所以,我们应该想办法让呼吸恢复到正常状态。呼气和吸气间隔越长,越可以让身体得到充分地放松。有一种自然调节呼吸的方法,那就是伸懒腰和打哈欠。这是调节呼吸最基本的方法。一般情况下,伸懒腰和打哈欠是配套动作,伸懒腰后会自然而然地做出打哈欠的动作。

那么,我们刻意地做一下"伸懒腰"。

一边呼气一边"伸懒腰","伸懒腰"后,如果有想要"打哈欠"的感觉,就尽情地打出来。该套动作在入睡前做有助于快速入睡,还有助于睡醒后快速清醒。而且,感觉大脑反应变慢时做一做,会使大脑更加清醒。

伸懒腰

（最好自然而然地打哈欠）

①轻轻握拳，手腕伸直或肘弯曲。
②边呼气边将后背挺直（打哈欠）。
③呼气结束后，慢慢恢复正常体位。
④后背和胸口感觉到温暖即可。

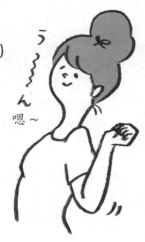

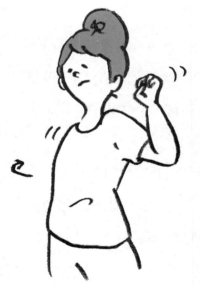

● 边扭腰边伸懒腰 ●

①边呼气边扭转上半身，然后伸懒腰，呼气结束后，恢复至正常体位。

②扭转上半身时，可以左右方向都试一下。向某一侧扭身后比较舒服，以后可以将扭转方向定在那一边。

人体一天的循环周期

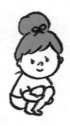

　　人们大部分时间都是在集中精力与放松身体的交替中度过的。睡觉或休息时身体处于放松状态,清醒时人们可以集中精力做事情。于是,睡眠—清醒的交替周期如果正常,人们就会拥有一个良好的精神状态。

　　入睡前最好放松一下身体。而且,睡眠会以骨盆为中心,也会让身体得到充分的放松,所以早上起床后会感觉神清气爽,前一天烦恼的事情也就会抛之脑后了。

　　早上起床后(前提是睡眠质量良好),人一上午都精神抖擞，注意力集中。过了中午注意力有些下降，到了傍晚注意力再次加强，到了夜晚注意力再次下降后，进入睡眠状态。

人要学会充分集中精力，还要学会充分放松身体。因为充分放松身体，才可以再次很好地集中精力。这是一个众所周知的循环方式，也是我希望大家遵循的循环方式。

当然，每个人的生活规律各不相同。例如，有些人属于慢性子，有些人属于短周期（勤休息，且休息时间短）型，有些人饭后精神抖擞，而有些人饭后情绪低落，还有短睡眠型和长睡眠型等。

早上起床后，可以做抬腿微伸运动。睡前也可以做做该运动，能防止睡前大脑兴奋，以保证睡眠质量。

如果每天早上起床后坚持洗脸，可以让昏昏沉沉的大脑快速清醒。之后还会向大家介绍一种洗脸的方法，即"抬额法"。该方法可以帮助头脑快速清醒，同时还可以缓解眼部疲劳。

"抬额法"若应用于睡前，具有抑制大脑兴奋和缓解眼部疲劳的功效。

抬腿微伸运动

①准备一条与自己身高差不多长的绳子。

②取仰卧位,左侧膝关节弯曲。

③抬起右腿并且伸直(下图)。

④右腿膝关节不要弯曲,在不让腹肌用力情况下,手腕用力拉绳子,使右腿抬起。

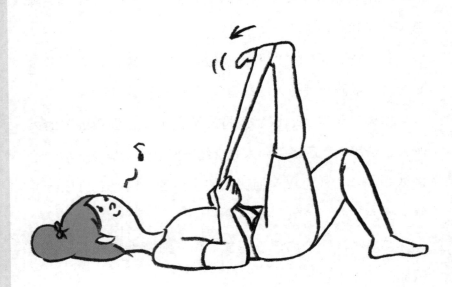

⑤右侧大腿内侧肌肉感觉吃力后,将左腿伸直。可以适当放松右腿肌肉(感觉不吃力即可),然后完成一次呼吸。

⑥慢慢将右腿放下(途中进行数次呼吸)。

⑦后背紧缩的肌肉得到放松,整个后背有温热感即可。

⑧左腿重复和右腿同样的动作。

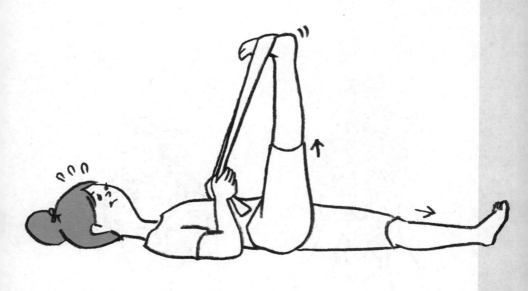

抬额法

①双手指尖触碰额头,将额头皮肤轻轻向上"滑动"(滑动数毫米即可),此时会感觉到一定阻力。

②将指尖慢慢松开(至少要进行3次呼吸),保持在似触非触的状态(就是指尖不那么用力触碰皮肤,但是也没有完全不触碰皮肤)。

③自然呼吸10次后,放松手指。如此反复数次。

④头部的"紧缩"感缓解后,从胸口到下腹部均可以感到温暖。

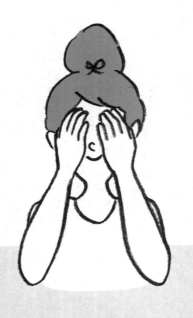
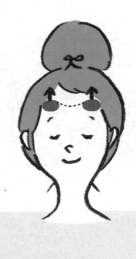

人体一个月的循环周期

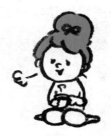

因为有生理期的存在,所以女性一个月的循环周期很明确。因此也会导致身体平衡感失调,给女性身体带来许多不好的影响。同时这也是让身体恢复正常的绝好机会。

生理期的规律和骨盆的活动周期规律一致。当然,骨盆不可能只随着生理期的规律进行活动。当注意力集中或紧张时,骨盆会"缩小",当精神放松时,骨盆会"增大"。

不过,生理期对骨盆的影响还是很大的。生理期来临前4天左右,右侧骨盆开始放松,等到左侧骨盆开始放松时,说明生理期已开始。在生理期的第 3 天至第 4 天，骨盆开始紧缩。生理期前，骨盆放松程度越大，生理期结束时骨盆紧缩程度也越大。

生理期时，以骨盆为中心，让全身得到放松，此时注意力也下降，让身体进入"冬眠期"。在此期间，如果充分放松身体，之后可以让身体进入一个良好的状态。排卵期过后，骨盆开始有些放松。此时，如果骨盆下部缺少活动，就容易导致头痛、肩痛、注意力不集中等症状。

生理期前，右侧骨盆开始放松后，左右侧骨盆紧缩程度差距拉大，有许多人会出现便秘。等生理期开始时，左侧骨盆开始放松，此时容易出现排便感增加，会被误认为是痢疾。

最好不要打乱生理期的自然规律，生理期第 3 天至第 4 天是骨盆放松程度最大的时期，在这期间最好让自己过得舒服些。

有痛经的女性说明其左侧骨盆放松不畅，所以从生理期前4天开始，最好活动一下左侧骨盆，可以做一些抬腿微伸运动。这样可以缓解痛经。

抬腿做伸展运动、深呼吸，慢慢使腿复位，这一系列过程可以缓解从腿到骨盆乃至后背的紧缩感。此时，从腰到后背感到温暖即可。抬腿时，因为活动了腿部肌肉，所以腰部肌肉也会随之紧缩。由此连带关系可以推测出，当腿部肌肉放松时，腰背部的肌肉也可以得到放松。

没必要拼尽全力去做抬腿微伸运动，达到放松身体的效果即可，做一次就可以缓解骨盆附近及后背的紧缩感。

抬腿微伸运动(侧抬腿,左腿为主)

①左腿悬空套上事先备好的绳子,用手牵拉绳子。右侧膝关节弯曲向外侧微微倾斜。左腿略向外侧倾斜(力度适中)(如下图)。

②拉紧绳子,上抬左腿至大腿根部有酸痛感即可。此时可以将右腿伸直。

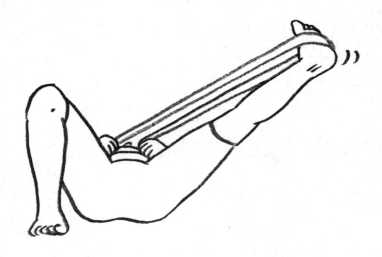

③左侧大腿拉直状态下,进行深呼吸(如下图)。

④边深呼吸,边将左腿慢慢放下。

⑤生理期前,既可以只做左腿,也可以双腿交替进行。

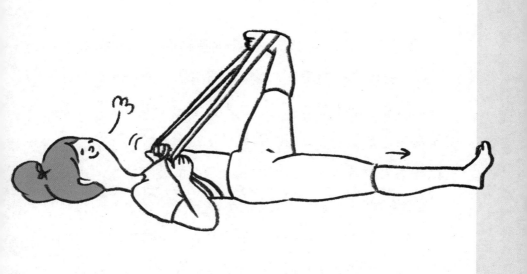

人体一年的循环周期

人体为了适应四季的变化,身体的平衡也在不断地变化。

到了春暖花开的季节,身体以骨盆为中心开始放松。因为此时身体非常敏感,所以,人们常说,树木发芽之时就是最无法安稳心态之时。身体无法左右对称同时放松,一般都是先右后左。身体左右放松状态的差距拉大,就会产生各种症状。

身体的循环和生理期的循环同理,骨盆放松结束后,即一个周期结束。特别值得一提的是,每年进入4月份,女性的身体在生理期第 4 天是最放松的。在这段时期（生理期开始到第 4 天），如果让心态足够放松，身体可以得到非常好地恢复。

到了 5 月份，身体一下子变得紧缩起来。之前越放松，到了这个时期就越紧缩。

到了夏天，身体为了应对酷暑，会进行充分的散热。人体最大的热源是心脏，所以放松胸部，可以加快身体的散热速度。

到了秋天，身体为了适应凉爽的环境，开始让胸部紧缩，抑制其散热，同时也变得不容易出汗。

在该季节如果受凉，容易使人食欲大增，非常不容易控制饮食，最终导致肥胖。所以最好不要使身体受凉，从脚开始温暖全身，这样可以调整腹部脏器的功能。这个季节应该避免暴饮暴食。

进入冬季，为了御寒，骨盆开始紧缩。骨盆在最寒冷的 1 月份紧缩程度最大。

天气变冷时如何放松身体

向血海穴"通气"

●将大腿向内侧按压●

缓解骨盆的紧缩程度，促使其活动顺畅，进而使生理期更加有规律。

①用手握住距膝关节向上三横指处（用大拇指的指腹按住血海穴）。

②从血海穴向大腿内侧按压2～3厘米，然后慢慢放开。持续数次呼吸。

③臀部到腰部有温热感即可（大腿外侧肌肉的紧缩可以得到缓解）。

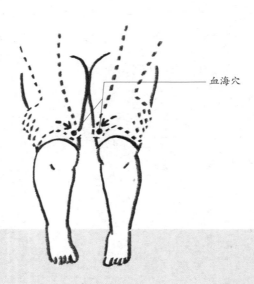

血海穴

●将大腿向外侧按压●

温暖下腹,使其紧缩。去除寒气,提高注意力。

①用手握住距膝关节向上三横指处(用大拇指的指腹按住血海穴)。

②从血海穴向大腿外侧挤压2~3厘米,然后慢慢放开。持续数次呼吸。

③臀部到下腹有温热感即可(按照这个顺序温暖)(丹田之力变强)。

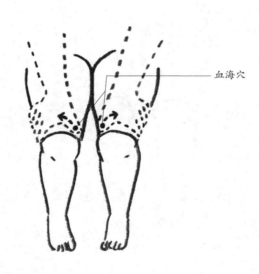
血海穴

●**将大腿向右侧按压**●

调节身体左右平衡，缓解生理期前身体某部位疼痛或肌肉僵硬现象。

①用手握住距膝关节向上三横指处（用大拇指的指腹按住血海穴）。

②将两侧大腿向右侧挤压2~3厘米，然后慢慢放开。持续数次呼吸。

③从腰部（肾脏附近）开始，向腹部（肚脐周围）渐渐感到温暖即可。

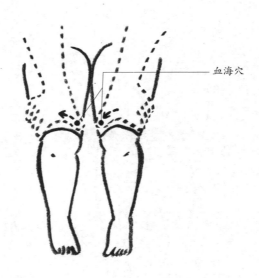

天气变暖时如何放松身体

 向足三里穴"通气"

①双手手指交叉,用手掌心盖住足三里穴,手掌心和足三里穴之间最好留些空隙(如图),膝关节姿势可随意。

②手腕和肘部放松,吸气时手掌心可稍稍用力,呼气时可让手掌心放松。

③腹部、腰背部及手、脚周边感觉温暖即可。腹部有时可以感觉到肠蠕动。

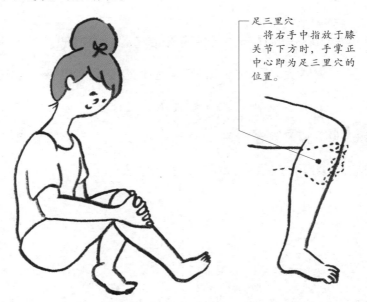

足三里穴
将右手中指放于膝关节下方时,手掌正中心即为足三里穴的位置。

缓解不易缓解的身体疲劳

整体疗法的目标是缓解身体疲劳，加深呼吸。近年来，许多人身体变得僵硬，既不容易使其缓解，也不容易使其紧缩。在飞速发展的当今社会里，由于多种原因，身体疲劳极难缓解而且还容易导致呼吸变浅。为了使身体疲劳变得容易缓解，向大家介绍一些处理方法。

胸部变硬 = 精神紧张

生活在这个社会高速发展时代的人们,每天都在忙忙碌碌。

近半个世纪以来,发明家们为了让生活更加便利,致力于新产品的开发,其目的是帮助人们节省时间,使日常生活变得更加丰富多彩,可实际上是这样吗?其实,人们每天还是过得忙忙碌碌。

近年来,我看到许多人开始变得胸部僵硬,呼吸变浅;还有许多人保持着上半身前倾、骨盆后倾的不良姿态。上半身前倾的人容易变得精神紧张。所以，即便现代生活变得越来越便利，可以自己支配的时间越来越多，依然有些人感到精神紧张。

有些人无论做什么事都喜欢和时间赛跑，生活得忙忙碌碌，所以容易形成上半身前倾的"紧缩姿态"。肩部一直无法得到放松，胸部变得越来越硬。

胸部变硬后，无法充分向两侧舒展，所以无法进行深呼吸。其实，更深刻的问题是，无法完全呼气（呼气呼不干净）。之前向大家介绍过，人体在呼气结束后和即将开始下一次吸气的那段时间是最放松的。但是，当呼气没有完全结束就匆忙开始（下一次）吸气的话，使人容易变得精神紧张。由于精神紧张无法及时得到缓解，就会陷入呼吸变浅的恶性循环。

因此，如果因为胸部变硬，呼吸变浅导致的上半身前倾一直得不到缓解，就容易产生精神紧张。

即使是在空闲时间，胸部僵硬的人也总会觉得需要做点什么，无法安心。这种不安其实和精神紧张（胸部僵硬）密不可分。

如果胸部能得到充分放松，呼吸加深的话，人就会变得安心且精神舒畅。

当人们不安或恐慌的时候（例如，日本大地震导致福岛第一核电站发生事故，对东京地区影响很大），如果胸部过于僵硬，也会让人无法冷静地对事物进行判断。所以，我们要让自己的身体达到最佳状态，首先需要放松胸部，进行深呼吸。

双手对掌姿势，可使胸部放松

①双手在胸前对掌（如图）。

②双手手掌间保持一定空隙，手指放松，通过双手手掌"体现"呼吸。发现双手手掌会随着呼吸来回紧缩和放松。

③胸正中部位感觉温暖即可。此外，即便双手只是处于对掌姿势，也可以缓解人的精神紧张。

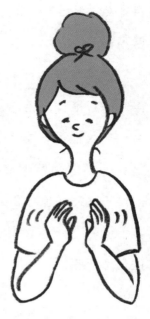

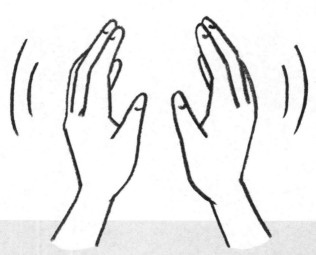

手腕相互接触,可使胸部放松

①一只手的手腕内侧(小手指侧)与另一只手的手腕内侧(大拇指侧)相互接触。

②调节双手手腕接触部位形成的角度,可以找到一个让胸部感觉舒适的角度。双手手腕接触部位要放松,不要用力。

③胸部正中间感到温暖,且呼吸自然变深即可。

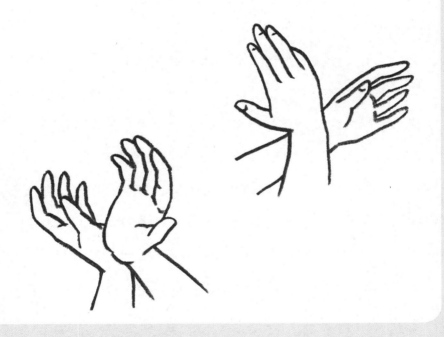

人际关系与整体疗法

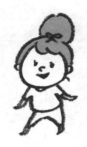

在整天忙碌的生活中,人体的第 5 胸椎(位于左右肩胛骨之间)常处于紧缩状态。人体胸部有一个对精神压力极为敏感的穴位,那就是膻中穴。膻中穴和第 5 胸椎处于同一水平面,且两者可以同时对某一刺激做出反应。

有些人日常和周围人进行交流时,膻中穴和第 5 胸椎会处于紧缩状态(可能由于坐、立、行走的姿势不正确所导致)。正因为如此,有些人会对周围人有一定戒备心理。久而久之,会造成对人际关系的过度敏感(过分在意对方对自己的各种言行），还容易使胸部过度疲劳。膻中穴和第5胸椎的过度紧缩，间接地导致不安感的产生。

也可以说，不安感的产生受周围环境和自身的影响。例如，走在大街上，会发现到处都装有监视器（因为感觉受到了监视，而并非觉得这样就会很安全），好多人反而变得更加不安。

有些人和周围人面对面交谈时，喜欢抱着胳膊（两侧前臂像麻花一样，"8"字形交叉）。这并不是在向对方炫耀自己有多威风，而是因为这样做可以缓解膻中穴和第5胸椎的紧缩，使自己变得安心，能够更加放松。

下面向大家介绍在抱着胳膊的状态下怎样放松身体。

方法 9　手臂上的穴位

①双前臂交叉,将手自然搭在对侧手臂肘部(如图)。

②将手轻轻地搭在下一页介绍的各穴位上。

③如腕部感觉不到温暖,可以重新联想一下对侧手已经在触摸腕部。

④腕部感觉到温暖即可。

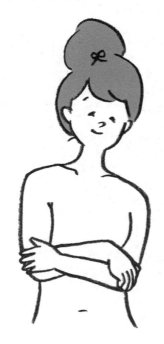

● **胸部反应点** ●

使胸部正中处变暖，肩膀上变凉。

缓解膻中穴和第5胸椎紧缩，稳定心情。

增强免疫力（缓解过敏及严重的炎症反应）。

● **上腹部反应点** ●

缓解膻中穴周边紧缩（可以放松）。

提高消化器官功能。

● **曲池穴** ●

使胸部变暖。

缓解紧张情绪＝内分泌系统的稳定（保持激素均匀分泌）。

● **手三里穴** ●

使颈部到后背的上半部变暖。

使肩膀上变凉。

缓解肩部周围紧缩，使呼吸变深。

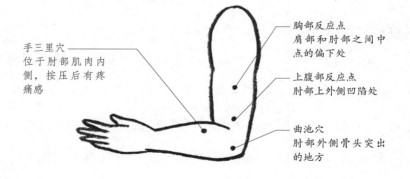

让交感神经放松

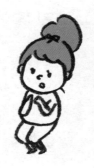

有些人会因为坐在那里发呆浪费了许多时间而感到懊悔。其实，有时候坐着发呆并不是一件坏事。我倒是觉得这是过"有意义的生活"，因为"人要活得有价值"这种想法会给人带来意想不到的压力。

做有意义的事，需要自主神经（自主神经包括交感神经和副交感神经，两者一般处于平衡状态，并且对体内脏器进行调控）中的交感神经处于兴奋状态。但是，交感神经兴奋后，胃肠的蠕动会受到抑制。也就是说，如果交感神经一直兴奋，那么胃肠功能就会受到很大影响，最终有可能导致胃肠停止蠕动。此时胸口处会有膨胀感（变硬）。进一步推理，胃肠如果停止蠕动，那么人的大脑也会间接地受到影响而停止思考。

综上所述，人如果因思考问题而用脑过度，造成精神紧张，导致交感神经过度兴奋的话，反而会变得无法思考问题。所以，人有时候为了可以更好地思考问题，需要留给大脑休息的时间。

交感神经一直处于兴奋状态，不仅可以造成胸部变硬，还会导致眼部肌肉过于紧缩。闭上眼睛后，触摸下眼皮，由于帮助眼球运动的肌肉处于疲劳状态，所以会感觉眼皮处很硬。过度用眼肯定会导致眼部疲劳，过度用脑也容易导致眼部疲劳。

下面向大家介绍一下缓解眼部疲劳的方法，该方法对缓解脑部疲劳也很有效果。

向眼部"通气"

①手掌缩成碗状,盖住眼部,手掌下方需要接触到颧骨。

②手掌在眼部向上、下、左、右揉动,找到可以使眼部感觉最舒服、最温暖的位置。

③手掌渐渐放松,轻轻地搭在皮肤上即可。

④眼部周围感觉温暖的同时,颈部、后背、胸口也会感觉到温暖,使以上部位得到充分地放松。

⑤闭上眼睛,用手指轻轻地(可以从任何一个方向)按压眼球,使眼部肌肉放松即可。

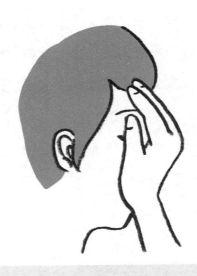

呼吸是放松的根本
——骨盆下部的放松

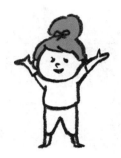

人往高处走,水往低处流。所以,好多人会强迫自己追求有价值、有意义的生活。

猫和狗等小动物绝对不会因为考虑好多年以后的事情而愁眉苦脸。所以,好多人觉得和猫、狗在一起时会变得很快乐,是因为它们只会传达给我们快乐,而不是忧伤。

在一个高强度的工作环境里,为了做好工作,不知不觉中很容易进入兴奋状态,此时很难让人保持一个平稳的心态。无论是兴奋还是使自己平静,对其控制的不仅仅是大脑,还有骨盆。例如,当人兴奋时,以骨盆为中心让身体紧缩进入紧张状态。

做喜欢和不喜欢的事情时,骨盆的紧缩方式各不相同。

做开心的事情导致兴奋时,先是骨盆下部开始紧缩,然后紧缩的力一点点向上传导,促使骨盆上部也开始紧缩。全骨盆紧缩结束后,骨盆再开始全体放松,这就是一个周期。

然而,精神过度集中或一直处于疲劳状态,骨盆只是下部紧缩,导致骨盆得不到很好的放松。

一般骨盆紧缩只是暂时性的,稍做缓解即可恢复原有状态。但是,如果精神过度集中,会让骨盆一直处于僵硬状态。久而久之,骨盆既无法紧缩也无法放松。

于是,许多人即便打算自我放松,最终还是无济于事。

在前文中曾经讨论过关于呼吸的问题。与吸气时相比,呼气时更不容易使身体放松。也就是说,呼气使身体容易进入过度疲劳的状态。

骨盆下部过度僵硬，还容易使兴奋和失落之间的落差增加。即好多人在过度兴奋后，容易突然陷入失落状态。这类人尽管不停地努力，但仍得不到自己想要的结果，于是就更加努力，一次次的失败，会导致焦躁情绪的产生，最终进入恶性循环。

要想消除此类由于过度兴奋或紧张导致的（骨盆）僵硬状态，就需要深呼吸。要做到呼气比吸气使身体更加放松才可以。

"屏气、呼气" = 放松骨盆下部

①取俯卧位,将左侧膝关节屈曲,脸朝向左侧(因为盆底左侧更容易紧缩)。如果屈曲右侧膝关节感觉更舒服,则可以选择屈曲右侧膝关节。

②吸气后,尾骨用力上提(类似于排大便时的感觉),保持2~3秒。

③边用鼻子呼气边放松。重复②③若干次。

④尾骨附近会变得温暖。臀部周围会变凉,且下腹部变温暖即可。

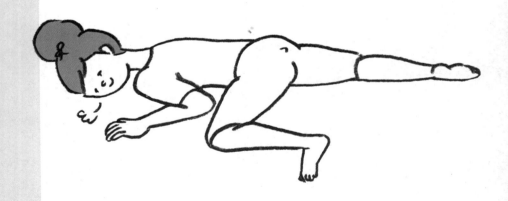

方法 12　通过正确呼吸放松骨盆

①使用西式坐便器大便时，可以通过对骨盆下部施加压力，缓解便秘。

②可以通过吸气时产生的压力对会阴、肛门周围略微施加压力，呼气时减轻压力。便秘时，屏住气容易对肛门造成伤害，需要注意。此时，向骨盆下部施加压力时，要缓慢进行。呼气后会有突然放松的感觉。

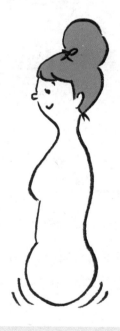

※ 对便秘有效（与前倾式排便相比，坐直排便更容易让骨盆放松）。同时对尿失禁和子宫脱垂也有效果。

了解真正的舒适感

有些人一直认为心情不错就是指听到令人兴奋的消息或做了令人兴奋的事情。确实,"兴奋"是一种心情好的表现。

前文向大家叙述过,人兴奋的时候,骨盆下部会处于紧缩状态。精神紧张或忍耐状态(坚持做不喜欢做的事情)时,骨盆下部也同样会处于紧缩状态。

但是,兴奋和抑制是一组反义词,骨盆下部的反应也是一样的。对于一件事情越是有限制和禁忌,就越想去做,完成后就会很兴奋。所以,兴奋和抑制可以说是一个完美的循环。

但是,如果过于兴奋,骨盆就会一直处于紧缩状态,等到骨盆下部需要放松时,就无法得到充分的放松。所以,无法产生真正的舒适感。

如果骨盆下部一直处于紧缩状态,等到过了兴奋的高峰后,骨盆从上半部开始向下放松时,骨盆下部就会依然处于紧缩状态而无法正常放松。此时人们的心情就会变得无比失落和空虚。

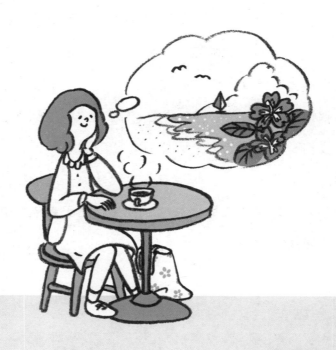

兴奋或集中精力之后，如果全骨盆（包括骨盆上部和骨盆下部）顺利地放松，人的心情就会非常舒畅。所以，充分地放松＝好心情。

也就是说，要想让骨盆顺利地放松，注意不要让骨盆下部过度紧缩（兴奋）。如果骨盆过度兴奋，人体就会变得无法正确分辨舒服感，有时候还会让人感觉非常痛苦。

那么，为了保持适度兴奋，我们应该怎么做呢？

我们可以让"兴奋"慢慢地升温。例如，决定买什么东西或需要决定给谁打电话、发邮件时，可以多花些时间去思考，不用马上做决定。思考的时间充足了，我们就可以不用那么着急做决定。哪怕推后1天、1个小时、5分钟，甚至哪怕深呼一口气后再做决定，都会有很大的改变。

我们一点点开始兴奋，此时骨盆下部持续紧缩，等到骨盆上部开始放松后，骨盆下部也会随之开始放松。此时感到的放松才是真正的舒服感，骨盆也处于最佳状态，呼吸也会变深。

如果感觉"特别舒服",此时已经处于过度兴奋状态了。真正的舒服感,是不会给人带来特别明显的特殊感觉的。最合适的程度就是:"感觉还不错"。

所谓的舒服感也可以理解成骨盆的紧缩和放松周期正在顺利地进行。

后面会向大家介绍放松骨盆,让心情变好的方法。骨盆得到放松后,全身也就得到了放松。骨盆顺利地紧缩与放松时所产生的舒服感,有点像全身被抛向高处而产生的愉悦感。

踢腿、甩臂

① 在床上或地板上取仰卧位，抬起一只脚（如图），然后放松，砰地向下踢使腿着地。

② 同理，将一侧手臂抬起，然后放松，让手臂着地。

③ 躺在床上或地板上，要让后背感觉到舒适。

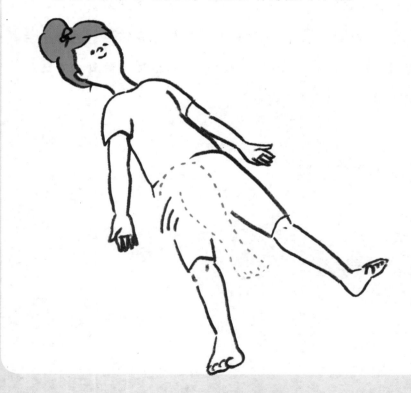

方法 14　保持青蛙体态

①取仰卧位，像青蛙一样双腿弯曲，放松腰部。右侧膝关节弯曲略大一些，注意左右脚不要处于同一水平线上（即不要对称）。如果骨关节僵硬无法充分放松时，可以在膝关节下垫上坐垫。

②找一个自己觉得比较舒服的姿势，保持5分钟左右。待腰部温暖，脚和手腕附近变凉即可。将手放到胸部正中央，胸部的紧缩感也会一起缓解。

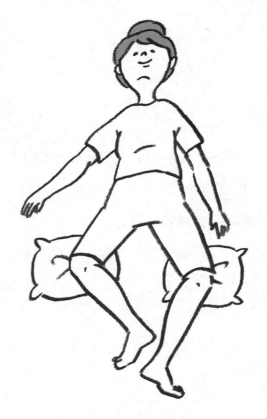

志同道合的人之间相互影响

有时候我们会遇到投缘或者不投缘的人。人有好坏之分,在我们判定对方是好人还是坏人之前,只是处于一种感官上的评价阶段,即喜欢或讨厌。所以,人与人相识后的很长一段时间内,完全是凭借着自己对对方感官上的认识来与其交往的。

为什么会有合得来与合不来之分

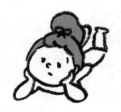

究竟什么是"合得来"?

有些人会说,想法一致就是合得来,实际上并非如此。有些人兴趣爱好和想法完全不同,但却很投缘。关键在于彼此对某一件事的反应是否一拍即合,能否产生共鸣。

但是,也并不绝对说两个人越能对某事自然而然地产生共鸣就越合得来。普通朋友之间,如果觉得合得来,其实是一件不错的事。但是,恋人或者夫妻这种关系比较近的人之间，往往有时候越是对某些事充满热情，越容易产生摩擦。

人在年轻时，总是想要那种过于亲密的关系，往往越是亲密的关系，日后就越有可能成为不好处理的关系。

相反，与过于亲密的关系相比，我认为在一起时彼此都放松心态，不用过分地在意对方，在一起觉得很快乐即可。有些夫妻就是这样，与年轻时相比，上了年纪后，才开始真正地感觉到彼此在对方心里的重要性。

人与人之间最先是用肢体交流的。无论是和同事交流，还是朋友之间交流，在用语言交流之前，几乎都是先用肢体进行交流。

例如，同事或朋友之间如果有重要的事情要讲时，彼此都会很紧张。如果两个人的态度都不是很好，那么交谈就无法往下进行。所以，只有身体上的紧缩感减少了，谈话才可以顺利地进行。

此时，身体的紧缩程度由彼此的距离感和位置关系进行调控。

一方讲话态度越认真，对方便会前倾身体（凑上前来，洗耳恭听的感觉），彼此的距离感也就缩短了。当对方意识到自己身体过于前倾时，会适当地调整姿态，彼此的紧张感也会随之缓解。或者喝喝茶、上洗手间去活动一下，也是缓解精神紧张不错的方法。但是，如果精神过于紧张，以上方法都无法奏效的时候，那最好提前做好心理准备，尽可能不要让事态发展到无法缓和的地步。

还有一个要素，那就是位置关系。越是面对面坐着，越容易让彼此精神紧张。越是重要的话题，彼此才会自然而然地面对面坐着。

相比之下，并排坐（横着坐）可以不让人过于精神紧张。即使与同一个人讲同一件事，面对面坐着和并排坐给对方带来的紧张感是不一样的。

我说的以上事例，大家不妨在日常生活中验证一下。

方法 15　让彼此放松的位置关系

①最好不要和对方面对面坐着,可以找一个距离对方中心轴偏右的位置坐,这样可以减少精神紧张,且彼此容易放松。

②如果不得不面对面坐着的时候,可以让自己身体略微左偏,看到对方右半身多一点,这样也可以减少一定的精神紧张。

③平时如果加强这种意识,在正式场合可以派上很大的用场。

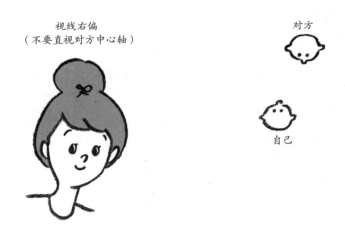

相互了解对方身体
的感性（癖性）

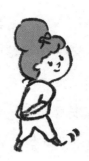

　　每个人都有自己集中精力的方法、容易疲劳的方式、调节心情的方式以及放松的方法等。我们把这些性质称为身体的感性（癖性）。身体的各种动作及疲劳方式由5个腰椎控制（来自野口晴哉先生的理论）。

　　在下一章节会向大家介绍，某些动作和姿势由人体的5个腰椎控制，且每个人在某种动作上各个腰椎（发挥功能）占的比例因人而异。容易疲劳的方式也是如此。

例如，当家里的生活费剩下一半的时候，有些人会想："还有一半呢！"有些人则会想："就剩下一半了！"

觉得"还有一半"的人，不会太在意剩下多少钱，即便花光也无所谓。这类人，买衣服时如果无法立即决定颜色，也不会太过纠结，一般都会随便选择一种颜色。而且，这类人也应该很喜欢送别人东西。

觉得"就剩下一半"的人，无论做什么都会比较在意"本钱"，不喜欢浪费，喜欢珍惜自己现有的东西。而且有些人喜欢收藏东西。

以上两种性格形成了鲜明的对比。这其实与骨盆的"开关"方式不同有关。前者的骨盆属于容易"开放"型，而后者的骨盆属于容易"关闭"型。用骨盆形状分类的话，前者属于扁平型，而后者属于小巧型。坐下时，扁平型骨盆的人双膝关节容易自然分开，而后者的双膝关节容易聚在一起。

从其他角度看，扁平型骨盆的人站在宽敞的房间正中间时，会非常放松。小巧型骨盆的人，站在房间一角或者洗手间那种狭小的地方时，会比较放松。

在接下来的文章里，向大家介绍两种类型人睡觉时睡姿的不同，在什么情况下可以让自己更加放松。扁平型骨盆的人，四肢张开形成一个"大"字时，比较放松；而小巧型骨盆的人，蜷曲着睡觉比较放松。综上所述，这两种类型的人完全是两种鲜明的对比。

这两种类型的人，在现实生活中，几乎无法理解对方的感受。

"还有一半"这种类型的人可以认为是"大度、靠得住"或者"懒散、马马虎虎"的写照。同理，"就剩下一半"这种类型的人可以认为是"小气"或者"稳重、靠得住"的写照。面对以上两种类型的人，需要不同的处事方式。

但是，无论如何，我觉得还是应该相互取长补短，彼此尊重，只有这样，才能让生活更加幸福、多姿多彩。

还有一些人，回到家后，喜欢随便把脱掉的衣服到处乱扔。无论家人怎么说都不改正。这与其说是教养问题，倒不如说是一种"癖性"。在生活方面处事井井有条的人的眼中，这种人就是毫无规矩的表现。但是，我认为还是尊重个人习惯比较好。

无论别人怎么忠告，都不加以改正，这就叫"癖性"。如果强行对其纠正，只会让其更加"退缩"，精神不够稳定。

在家长和孩子之间，如果孩子做了家长认为是错误的事情，家长肯定会非常生气。如果孩子做了家长认为是对的事情（实际上，有可能外人眼中看来是错误的），家长会很赞同，但是家长却没有认识到，这是很大的教育上的误区。

因此，要做到正确地认识自己，只有正确地认识自己，才可以更好地与周围人愉快地交流。

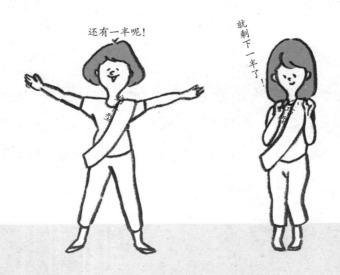

第3章

睡眠是缓解一切疲劳的根本

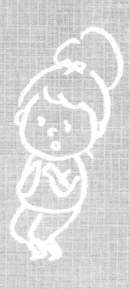

睡眠与腰部疲劳的关系

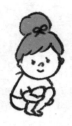

"腰"这个汉字由"月"和"要"组成。按照字义解释,就是腰部活动是全身活动的重要环节。

由于腰椎是全身活动的重要部位,所以该部位更容易出现过度疲劳。在日常生活中,由于需要经常活动或一直保持一个姿势(久坐时),因此,无论是经常活动还是久坐,都容易使腰椎由于过度疲劳或使腰椎的活动变得僵硬。

各个腰椎的活动一旦变得僵硬,全身各部位的动作也会随之变得僵硬。

感到身体疲劳时，在睡觉时充分地进行深呼吸，可以缓解腰椎及全身的疲劳，使身体重新恢复至正常状态。

但是，如果腰椎长时间过度疲劳，睡眠时会影响深呼吸。睡眠时无法进行深呼吸相当于人体无法很好地进入深睡眠。

随着年龄的增长，成人无法像孩童时期那样白天尽情地运动身体，晚上可以舒舒服服地睡一个好觉。

活动腰椎和缓解疲劳密切相关，所以睡前适当放松腰椎，有助于睡觉时产生深呼吸和深睡眠。

良好的睡眠姿势（睡相）有助于缓解腰椎疲劳。根据不同腰椎导致的疲劳，需要采取相应的"睡相"。我们可以参考前文介绍的5种"微弱运动"，对相应的腰椎（导致疲劳的腰椎）进行放松，使呼吸加深，起到"安眠"的作用。

因为每个人产生疲劳的方式不一样，请在本章中找到自己的"睡相"及身体用力的不良姿势，请选择一个适合自己的缓解腰椎疲劳的"微弱运动"。

类型1【第1腰椎】
双臂向两侧伸展睡觉

● **放松头部和颈部**

抬下颌和伸直后背时,需要集中精力。集中精力后,下颌会自然而然地抬起,颈部也会自然而然地伸直(颈部伸直相当于伸直后背的动作)。此时第1腰椎处于紧缩状态,而且稍微被提向头侧(第1腰椎被向上牵引),肩部也会高耸。

过度牵拉颈部和第1腰椎,脚后跟也会抬起,导致颈部和第 1 腰椎进入紧缩状态。与此同时，由于颈部和第 1 腰椎过度紧缩，肩部容易过度用力（肩部高耸）。

此类型的集中精力和紧缩状态，尤其与"看"关系颇深，特别是专注地看、俯视、客观地看、眺望远方。

由于长时间用眼，使精神高度集中，造成颈部肌肉紧缩。为了缓解颈部肌肉的紧缩，需要保持抬起下颌向上看的姿势。如果疲劳程度进一步加重，可以坐在椅子上并将脚放在桌子上或坐垫上。

若眼睛和颈部疲劳，睡觉时人们喜欢把腕部搭在额头上，或者双手向两侧伸展。也就是说，抬起足部或腕部时，可以放松颈部肌肉。

我们摸一下额头，如果感觉有些热，说明大脑处于兴奋状态、眼部非常疲劳，此时睡眠变差、变浅，且白天容易犯困。

颈部肌肉若持续处于紧缩状态，颈部看起来会变短。想要使颈部恢复至原有的长度，需要充分放松颈部肌肉。

〈类型 I 的特征〉

●人一紧张，就容易抬下颌，伸直颈部，后背伸直，抬脚后跟。
●双臂向两侧（或向上）伸展睡觉。
●颈部容易变得僵硬，眼部易疲劳。
●后仰颈部，张口发呆时感觉比较舒服。

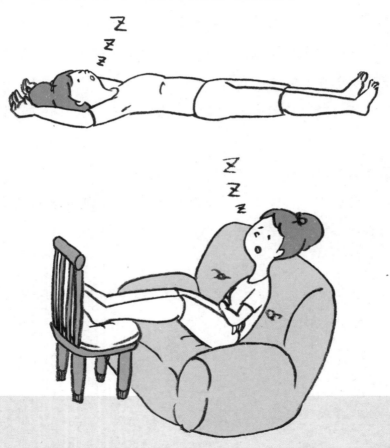

第1 腰椎的微弱运动

①取仰卧位,膝关节弯曲。

②边吸气边将腰部上提(如图),边呼气边恢复原状(用鼻子自然呼吸)。

③随着呼吸次数的增加,腰部的活动逐渐变弱。最好将活动范围控制在1厘米以内。

④在2~3分钟内,后背变暖,腿部(特别是膝关节以下)变凉即可。效果比较好的时候,头部周围也会感到凉爽。该方法可以缓解头晕、眼部疲劳、镇静大脑。

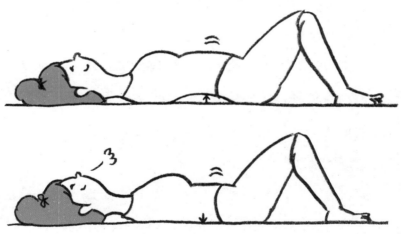

功效 有助睡眠,缓解头晕;使颈部变长,缓解眼部疲劳。

类型Ⅱ【第 2 腰椎】
侧卧睡觉

● **放松胸部**

走路时,人体重心会向左、右脚交替偏移,上半身也随之左、右摇晃,以保持身体平衡。左、右摇晃时,起关键作用的是第 2 腰椎。因此,只有第 2 腰椎活动灵活了,才能更好地帮助身体重心左、右来回偏移。

身体重心移动是否灵活与人体的平衡感好坏也有密切关系。例如,容易"晕车"的人,说明在那个时间段身体平衡感变差,对车子的过度摇摆无法很好的适应。当身体受到突如其来的摇晃冲击时,第 2 腰椎活动就会变差。更严重者，甚至会出现呕吐。据报道，日本大地震后，东京附近的许多居民都会被"地震醉"困扰。这类人在日常生活中，即便地面没有摇晃，也会产生"地面正在摇晃"的幻觉，有些人还会像晕车时那样剧烈呕吐。

人体的平衡感变好后，肠胃功能也会变好。当身体活动变灵活后，第2腰椎的活动也就变得更加自如了，同时还会使上腹部（胸口周围）及肋骨下方的脏器功能增强。

肋骨下方有人体的"腰围线"。这个区域越柔软，从正面看腰部就会显得越纤细。所以，放松第2腰椎的同时，还可以让"腰围线"变得更美。

横膈膜位于胸腔和腹腔之间，它就像一个大圆盘平放在身体内部，分隔了胸腔和腹腔，随着呼吸运动而上下运动。如果第2腰椎活动变差，就会导致横膈膜附近的上腹部及肋骨下部活动变迟缓，间接地阻碍了横膈膜的正常运动，从而导致人无法正常深呼吸。特别是在睡眠时，横膈膜运动受阻后人就无法进行深呼吸，就容易打鼾。所以，放松第2腰椎，对治疗打鼾也很有效果。

〈类型Ⅱ的特征〉

●睡觉时喜欢侧卧。
●颈椎变硬、活动度变差,肩部周围有僵硬感。
●上腹部(胸口周围)感觉僵硬。
●足部外侧僵硬,走路时感觉脚部沉重。

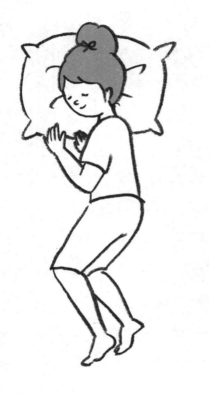
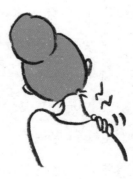

第2 腰椎的微弱运动

（1）取仰卧位，使膝关节弯曲（选择一个舒适的角度）。吸气时，将一侧膝关节和脚尖略微抬起，呼气时返回原位。以上动作左、右交替进行。左脚结束后伴随着下一组呼吸，再做右脚。脚跟必须着地，脚尖只需要微微抬起。

（2）抬脚的范围应越来越小（最后可以将抬起范围控制在1厘米以内）。

（3）后背正中感觉到温暖即可。左右交替进行，重复次数最好为20～30次。

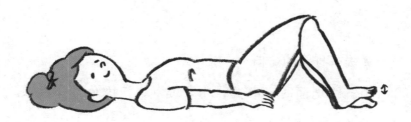

 功效 恢复肠胃疲劳，缓解脚部沉重感；使"腰围线"变美观，不容易摔倒。

类型 III【第 3 腰椎】
睡眠中易惊醒，睡相不好

●缓解身体的扭曲

用脚踢地面时，产生的冲力可以很快传至第 3 腰椎。第 3 腰椎和泌尿系统中的各个器官关系密切。例如，有些人疲劳后，身体某部位容易出现水肿，或者在精神紧张时总是想要小便，说明这些人都是受到了第 3 腰椎的影响。

第 3 腰椎的慢性疲劳状态表现为睡后比睡前更容易有疲劳感，后背或腰部总是发硬。起床后稍微活动下，即刻好转，久坐后感觉腰痛等。

正常情况下，如果一个人一直维持同一个姿势，第3腰椎可以适应性地进行活动，起到缓解相应部位疲劳的作用。如果第3腰椎活动变差，即便是睡眠时，腰部和背部的肌肉也一直都会处于紧缩状态。如果病情进一步恶化，患者会在睡眠中惊醒。此外，第3腰椎活动变差还可能影响人的睡姿或者导致做噩梦。此时，如果摸一下侧腹部的肌肉，肌肉完全处于舒张状态。

第3腰椎和侧腹部的肌肉关系密切。如果第3腰椎的活动顺畅，侧腹部的肌肉也会变得紧缩。自己可以试着触摸一下，如果侧腹部的肌肉有紧缩感，则说明没有任何问题。

放松第3腰椎，有收紧侧腹部肌肉的效果。

〈类型Ⅲ的特征〉

● 睡相不好,翻身频繁且动作过大。睡眠中易惊醒。
● 肩胛骨到颈后部(特别是左边)感觉紧缩。
● 同一姿势久坐后,感觉腰部变重且容易腰痛(活动后稍缓解)。
● 肚脐周围有紧缩感,侧腹部肌肉处于舒张状态。

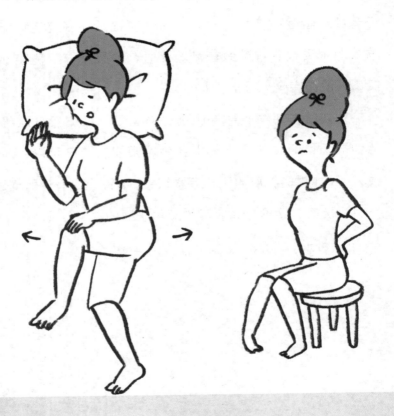

第3 腰椎的微弱运动

①取仰卧位,使膝关节弯曲(选择一个舒适的角度)。将足尖放在坐垫上,使足尖稍微抬起,双手置于肚脐下部(手放松)。

②伴随着呼吸,让膝关节左右摆动(摇摆范围最好为2～3厘米)。吸气时向左,呼气时向右,做10～20次。然后,再反方向(吸气时向右,呼气时向右)做10～20次。

③活动顺畅后腰部变暖即可。

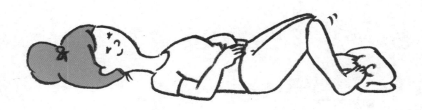

 缓解腿部的水肿和倦怠感,使侧腹部变得紧缩;缓解早上起床后的腰痛或倦怠感。

类型Ⅳ【第4腰椎】
蜷缩、俯卧位、四肢
向两侧伸展睡觉

● **放松骨盆**

打寒战、蜷缩身体等动作可以使身体"紧缩";与此相反,张开双臂拥抱别人可以使身体"放松"。这是两组相互对应的动作,第4腰椎是掌控这两组动作的关键部位。

以第4腰椎为中心,可以对骨盆进行紧缩(集中精力)和放松(缓解)运动。第4腰椎与睡眠周期及生理期周期(骨盆的缓解与紧缩）均有密切关系。

例如，晚上充足的睡眠可以放松身体，白天就可以集中精力的完成工作；身体疲劳后通过睡眠，又可使身体放松。这一系列动作，均与骨盆的紧缩、放松的规律一致。

人过于兴奋或集中精力做事时，骨盆处于紧缩状态。近年来，随着生活压力和工作压力的增大，人们几乎没有空闲时间对身体进行放松。结果，骨盆一直处于紧缩状态，最终导致骨盆变硬，既无法紧缩，也无法放松了。

睡眠时、生理期、分娩后这几个时期是让骨盆"恢复"的绝佳时期，如果让骨盆得到充分的休息，可以提高骨盆的紧缩力。此外，最好让下腹部一直保持温暖，这样也有助于提高骨盆的紧缩力。

第4腰椎活动正常后，骨盆也会变得有韧性。骨盆和肩胛骨的关系密切，一旦骨盆变得有韧性了，肩胛骨的活动也会变得很顺畅。肩胛骨活动顺畅后，肩部的外形会变得很美。

〈类型 IV 的特征〉

- 蜷缩身体,钻进被子里睡觉(小巧型骨盆的人)。
- 四肢向两侧伸展或俯卧位睡觉(扁平型骨盆的人)。
- 肩的后部到颈部僵硬(无自觉症状,多被人告知)。
- 骨盆或臀部周边一紧缩就容易引起腰痛。

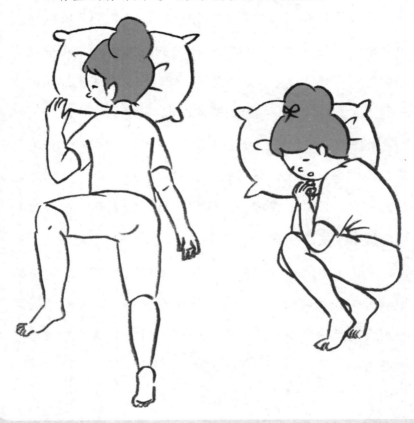

第 4 腰椎的微弱运动

①取仰卧位，使膝关节弯曲（选择一个舒适的角度）。

②将双腿打开，找到可以使双膝关节活动自如的间隔（双膝关节间）（如图）。膝关节间隔拉开时吸气，膝关节间隔缩短时呼气；或者膝关节间隔拉开时呼气，膝关节间隔缩短时吸气。

③重复 30～50 次。下腹部及颈椎附近变暖，腿部（特别是膝关节以下部位）及头周围变凉即可。如果左右腿的活动度差异较大，可以只活动较为灵活的一侧即可。

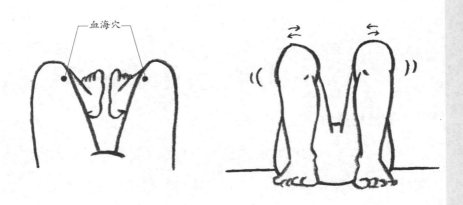

 功效 使生理期变规律，调整骨盆紧缩与放松的频率；温暖下腹部，可以使骨盆紧缩。

类型Ⅴ【第5腰椎】
抱着被子睡觉、坐着犯困，躺下却睡不着类型

● **放松胸部**

该类型在运动时，躯体多为前后摆动。第5腰椎和骶骨间（腰骶关节）的活动成为人体前后摆动的控制中心。该关节的活动能力直接关系到身体的反应速度，还与呼吸运动（胸部的放松与紧缩）关系密切。吸气时，骶骨向后

移动，呼气时，骶骨向前移动。该活动如果无法顺利进行，胸部也会变硬，导致呼吸变浅。

近年来，随着工作压力的增大，很多人变得精神过于紧张而无法充分放松心情，导致胸部变硬和第5胸椎活动变差。

在前文中曾经向大家介绍过，在呼气没有完全结束前就开始吸气，这样的呼吸不仅无法令人放松，反而容易使人产生不安和精神紧张。

若第5腰椎活动变差，骨盆就会后倾，压到腰部后，导致胸部也会弯曲（腰部被压导致胸部也挺不起来），外表看起来十分不美观。这种姿势如果一直持续下去，久坐后就容易犯困，躺下后反而无法入睡。

放松第5腰椎后，呼吸会自然变深，从外观上看，胸部也会自然挺起。还会让人呼气和吸气时得到充分的"休息"，缓解精神上的不安与紧张，提高免疫力，减轻过敏症状等。

〈类型 V 的特征〉

● 抱着被子睡觉。
● 胸部变硬,身体蜷缩,呼吸不通畅,容易唉声叹气。
● 睡相变差,喜欢把手放到头后或者扭肩。
● 身体前倾时,容易腰痛。

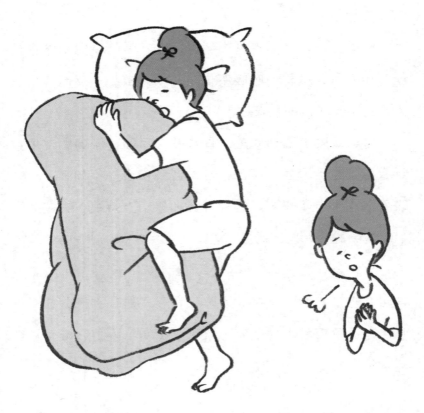

第5 腰椎的微弱运动

（1）取仰卧位,选择一个舒适的角度使膝关节弯曲。如果过度劳累,腰部以下部分可能会无法接触到床面（如下页图）。如果状态良好,腰部以下部分可以很好地贴到床面上。

（2）边吸气边将腰部以下部分向床面下压。与此同时,将尾骨稍微上提（1~2厘米,最好是数毫米）（如下页图）。

（3）边呼气边放松,使尾骨恢复至原位。重复(2)和(3)数次。用鼻子呼吸可以更加放松。

（4）后背上半部、胸部中央、腰部下方变暖或变热,手腕部表面变凉即可。

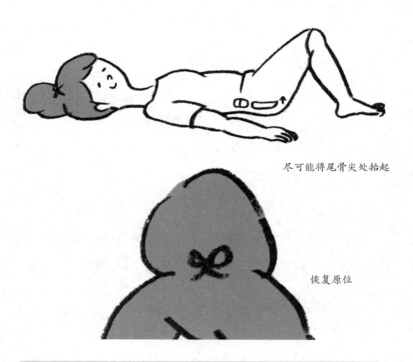

尽可能将尾骨尖处抬起

恢复原位

> 缓解肩部疲劳，缓解不安情绪；
> 扩胸，恢复美观。

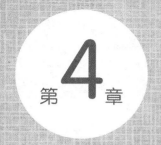

第4章

人生各个阶段放松身体的方法

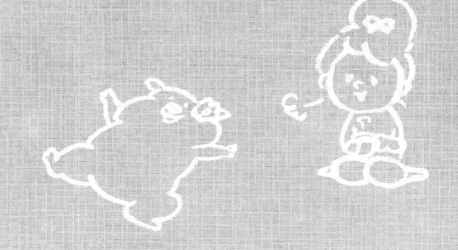

幼儿的身体
——自然"通气"

幼儿(无论是人类还是动物)毫无疑问看起来都是非常可爱的。幼儿时对于周围的人或事物天真无邪、毫无防备,也不会故意去伤害他人。随着岁月的流逝和思想、性格的成熟,人会渐渐地对他人持有戒备心理和攻击心理。

30多年前,我开始接触日本整体疗法时,第一次体验"通气"这个道理的契机是接触了一个患有大脑发育缺陷的5岁的孩子。

与其说是人为的"通气",倒不如说是自发的"通气"。因为人与人之间到了一定境界后,就会融合在一起。

接触幼儿时,肯定会发生这种现象。当看到孩子那种天真无邪的样子,一般大人们的心情就会很舒畅。

一般的父母对待自己的孩子,都有养育的责任和义务。正是这种责任和义务,成为孩子和家长之间难以逾越的鸿沟。所以,久而久之,家长在看到自己的孩子时就不会像周围人看到自己孩子时那样心情舒畅。

家长需要改变与孩子的相处方式,才可能缩短与孩子之间的距离。这样在生活中孩子也会给家长带来更大的生活动力。

孩子对人毫无戒备的状态,看成是"通气"。孩子待人毫无"架子",真真切切地把自己展现在周围人面前。

还可以把孩子看作由一个细胞形成的整体,不像大人那样会被分解成好多个零件(细胞)。特别是幼儿期,对其施行整体疗法或"通气",完全不需要任何技术含量。只需要好好抱抱孩子即可。

现实中生活中，最令家长们担心的是孩子发热。前几天还健健康康的，突然间体温骤升，确实让家长措手不及。给大家举个例子，孩子如果和平时比食欲特别旺盛，大多可能是发热的前兆。孩子身体的变化是非常迅速的。

如果孩子发热但还能精力旺盛地玩耍，其实并无大碍。如果专业医生没有诊断出某些疾病，家长大可放心，不用过度焦虑。

孩子发热很厉害的时候，只需要好好抱抱孩子即可。"袋鼠式护理法"就是大家所熟知的针对早产儿非常有效的帮助孩子发育的方法。妈妈将孩子抱在怀里更有助于孩子身体的发育。

怀抱高热的孩子时，妈妈的体温也会暂时性升高，这属于传热的一种方式。

怀抱孩子时不需要任何特殊的技巧。将孩子的枕骨、颈部一直到臀部（骨盆）好好地托住即可（即正常怀抱孩子的姿势）。

此时，妈妈们不需要过度用力（把孩子抱得过紧）。

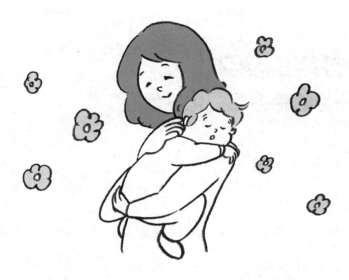

让孩子放松身体才是帮助其生长发育的最好方法。

高热会消耗人体许多能量，身体会非常虚弱（不局限于孩子）。所以，孩子热退后，最好不要马上让其剧烈活动，充分休息可以使孩子更好地恢复身体。孩子在成长过程中，身体平衡偶尔被打破，导致孩子发热，然后孩子身体自然恢复，经历一次这种过程可以促使孩子快速成长。

孩子在成长过程中，特别是发热之后，尤其要对孩子格外关照。

青春期的身体
——身心都会起"化学反应"

孩子从10岁左右开始进入青春期，无论是心理方面还是生理方面，都会发生很大的变化。在这之前，躯干和四肢属于一个整体，但是从青春期开始，身体各个部位开始明确分工。从该阶段开始，孩子有了控制自身的欲望及被周围认可的欲望。

10岁之前，孩子容易沉浸在画册或童话故事的世界里，到了青春期后慢慢开始变得现实。从"绘画风格"来看，10岁之前只是简单地勾画一些孩子内心世界里浮现的事物，孩子10岁以后一般开始写实，而且对事物开始有了客观评价，渐渐变得没有了童趣。

一般来说，孩子过了10岁，开始进入人体发育的"黄金时期"，是掌握好各项体育技能的飞速发展阶段。该阶段又可以称之为对身体有意识（到了青春期，好多事情自己是可以有一定想法和主见的，如踢足球、打篮球等运动，需要大脑思考战术后才能进行）和无意识（青春期之前，孩子做一些事情是不受大脑控制的，属于无意识）支配的混合期，可以发生许多"化学反应"。而且，许多成年人回想起童年时光时，往往10岁左右的光景是最记忆犹新的。

孩子进入青春期，心理也发生了很大的变化，开始意识到自我的存在，以及有了和他人攀比的心理。之前一直活在自己的世界里，觉得自己才是世界的主体；青春期后开始意识到自己不再是世界的主体，变得极为渺小。该阶段是思想成熟的高度发展期。

但是，在初中阶段，大部分的孩子还是会在内心世界里把自己、家人、朋友当作全部。不太能接触到更多的外部世界，所以人际关系也很简单。有些人可以在这个"狭小"的圈子里立足，有些人却做得不是很理想，而且还无法看到外面更加精彩的世界，这也是困扰该年龄段孩子的一大难题。

孩子到了高中以后，视野变得开阔，认识的人也变得多起来。

对于家长来说，孩子到了青春期，变得和幼儿期很不一样，这时孩子开始有了自己的想法，很容易和家长之间产生矛盾。有时候，家长完全跟不上孩子的思想。

所以，当孩子到了青春期，家长能做的也只有不离不弃和关照，等待孩子长大后和孩子进入同一思想空间。

到了青春期，孩子的外貌、体型都会有很大变化，且骨骼的生长速度要快于肌肉的发育速度。所以在这个时期，家长们都会看到孩子的快速生长。由于这个时期是孩子骨骼的急速发展期，因此也是孩子许多不良姿势的形成期，家长们一定要尽可能纠正孩子的不良姿势。

如果骨骼和肌肉的生长速度差距过大，肌肉的生长速度无法跟上骨骼的生长，就会使肌肉过度僵硬。过多从事体育运动的孩子，经常会感觉到膝关节和腰部疼痛，就是因为这个原因。此时,需要足够的休息,不要让骨骼生长得过快,导致肌肉跟不上其骨骼的生长速度。

到了青春期,许多孩子会被繁重的作业压得喘不过气来,导致精神紧张。由于压力过大,往往会导致孩子考试"怯场",无法正常发挥。有了精神压力后,第11胸椎会发生反应,急速上抬。该状态一直持续的话,就会让人变得精神紧张、不安。所以,使第11胸椎放松,可以缓解人的过度兴奋,还可以促使其更好地集中精力。

第11胸椎对内分泌系统也有一定的影响。为了备战各种考试,我们不妨试试以下方法,可以缓解紧张情绪。

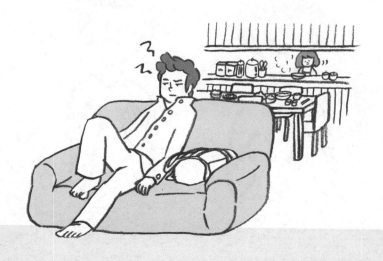

方法 16 防止"怯场"的方法

①肘部弯曲,手掌朝下,手腕放松。或者肘部弯曲,手掌朝向自己一侧,贴近胸部(以上两种方法可以二选一)(如图)。肘部内侧适当贴在胸部两侧。

②上半身可以向左侧或右侧稍微倾斜一点,更有利于做动作。

③肘部贴胸的部位及胸口变温暖即可。

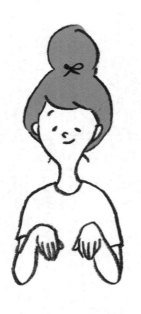
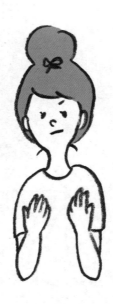

青年女性的身体
——生理期、妊娠、分娩等生理活动

在第 2 章和大家介绍过,生理期的规律与骨盆的活动规律一致。生理期可以看成每个月都出现的"小型分娩",也可以看成妊娠和分娩的"彩排"。

女性到了 10 岁开始有生理期的时候,就算是进入了育龄期。可是随着时代的进步,这个年龄段正是需要学习文化知识或者其他知识的重要阶段。而且,需要接受教育的年限在逐渐延长(好多人会继续接受研究生教育等)。

作为一种高等动物，女性的身体构造已经适应了周围的生长环境。但是，要想很快地适应这数十年间人为改变的生活环境（例如，人们的生活压力和工作压力与以前相比，负担增大了），是一件很困难的事情。

当下，如果问及妊娠、分娩、养育孩子的最佳时间段，我个人认为，不能一概而论。20多岁的时候养育孩子，体力比较充沛。过了30岁，随着社会阅历的增加，在精神上能给予孩子的帮助更多。

女性分娩后身体的恢复很重要。分娩时，由于胎儿的头（与孕妇阴道相比）相对较大，需要骨盆（由左右髋骨和中间的骶骨构成）充分放松。还有骨盆周围的韧带也要变得非常有韧性。

骨盆放松越充分，分娩时就越轻松。但是分娩后骨盆若想恢复原状，还是需要一定时间的。分娩后1个月左右，腹部外表看起来已经恢复到原来状态了，但是下腹部提收骨盆的能力只有原来的一半。此时，按一下腹部会有松软感，

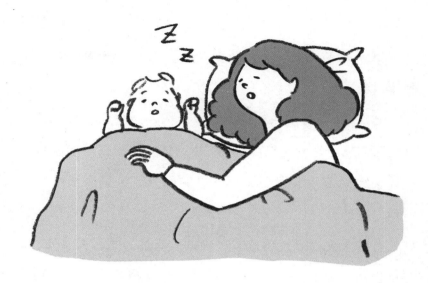

皮肤容易凹陷。

分娩后，放松的骨盆可以自行回缩，但是回缩的速度会随着年龄及体质的不同而各不相同。当然，年龄越大，骨盆回缩的速度也就越慢。所以，高龄产妇（35岁以后）分娩后，一定要格外注意恢复期的身体保健。

女性分娩后进行洗衣服、做饭等家务劳动时，需要身体前倾。由于下腹部虚弱，无法很好地支撑腰部，因此过度劳累很容易出现腰痛等症状。在分娩后这段关键时期，不要过度劳累，避免让骨盆一直处于无法回缩的状态，使身体出现异常。

分娩后，骨盆如果一直处于放松状态，全身会感觉虚弱。女性可以充分地利用这个时期，将身体做一个很好的调整。身体在分娩前没有得到充分休息的部分，也可以利用这一时期对这部分身体进行很好的修复。

有些人会说分娩后感觉生理期时身体负担没那么重了，头痛也消失了，这是因为在分娩后得到了充分休息的结果。

许多女性在分娩后，为了找到一个合适的育儿方法而苦恼。网络上关于育儿方法的介绍琳琅满目，这也让妈妈们伤透了脑筋。

其实，没有100%正确的育儿方法。如果想要成为网络上介绍的那种比较完美的家长，需要付出超出常人的努力，而且有可能让自己的生活失去了其真正的意义。家长和孩子有足够的时间在一起交流、玩耍，能够充分地感受生活的快乐才是最重要的。育儿过程中，需要妈妈具有良好的身体素质。下面向大家介绍几个既能温暖下半身又能帮助骨盆回缩的方法。

方法 17　给第 4 腰椎和骨盆增加弹性

双人进行

①接受治疗者取俯卧位。

②操作者用双手大拇指将接受治疗者的第 2 趾和第 3 趾一边向足心侧按压，一边将足部向臀部外侧按压。

③大腿前侧肌肉有被拉伸感即可（不要让膝关节感觉疼痛），然后使足部慢慢恢复到原位（操作者按压接受治疗者的踇趾，慢慢放松）。接受治疗者在这期间自然呼吸即可。

④左右脚各做一次。

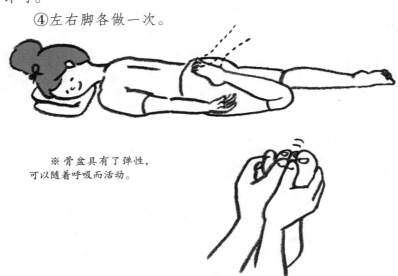

※ 骨盆具有了弹性，可以随着呼吸而活动。

抱住膝关节，使骨盆紧缩

①取仰卧位，双手抱住膝关节，胸部用力帮助牵拉。脚踝上提，足趾弯曲。这个姿势很容易让人屏住呼吸。

②保持该姿势数秒之后，感觉下腹部存有大量气体。

③下腹部变暖。

④手从膝关节处移动至大腿处，使膝关节保持弯曲，然后将足部放下（腰部要紧贴床面，腹部用力）。

⑤脚心接触床面后，膝关节慢慢伸直。

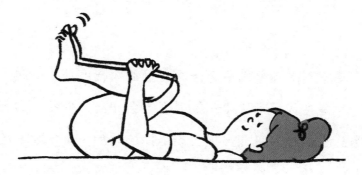

※之前向大家介绍的"屏气、呼气"、保持青蛙体态、第4腰椎的微弱运动等方法，对帮助生理期过后及分娩后的骨盆回缩也有效果。

中年女性的身体
——更年期时需要对骨盆进行"检修"

更年期是继分娩后又一次让骨盆大幅度放松的时期,不一定是在闭经期(更年期时女性会闭经,骨盆才会大幅度放松),也有可能出现在闭经期的前后。更年期一般持续2~3年,虽然在该期骨盆放松得没有分娩时那么大,但是放松的时间相对较长。

更年期骨盆开始放松半年左右,骨盆处于最放松的时期(从下腹部向腹部两侧依次放松)。骨盆左右两侧的髂骨不仅处于放松状态，还容易向后倾斜。由于骨盆后倾，向前走路受到了限制，走在平坦的路上会容易跌倒，上台阶或爬山坡时，脚部有明显的负重感。

下腹部和大腿内侧，无论是放松还是紧缩用力，都是同时进行的。所以，下腹部放松时，按压一下大腿内侧的肌肉，也是毫无弹性的（即放松状态）。大腿内侧处于放松状态时，大腿外侧和小腿的负担是加重的。此时，膝关节周围肌肉失去了平衡感，膝关节容易被扭转，这也是膝关节容易感到疼痛的原因。

人们常说的身体老化，其实就是在体力衰退的同时，身体的平衡发生了改变所导致的。

女性到了 40～50 岁这一年龄段，从下腹部到骨盆开

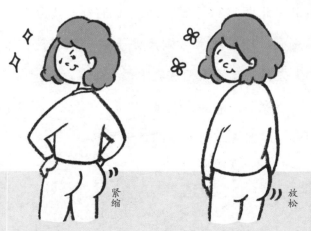

紧缩　　放松

始进入放松期。同分娩后那段时期一样，该时期也是身体平衡的重建期。这时应该让骨盆"脱胎换骨"，进行很好的"翻修"。在骨盆放松期刚刚结束时，如果使身体得到充分的休息，骨盆的紧缩力也会得到很好的恢复。身心的平衡也会比以前更安稳，让人更加舒服。

40～50岁女性的骨盆虽然与年轻的时候相比已经开始变得放松，但是如果没有完全失去弹性，在必要的时候依然可以迅速地回缩（指应激的时候，骨盆依然可以快速做出反应）。

在这个重要的骨盆重建期，不要过度给骨盆增加压力，也不要刻意地让其回缩，而是要让其充分地休息，这样才能使骨盆在以后的生活中更好地发挥作用。

如果在此期间给骨盆施加过多压力，就会导致骨盆下方紧缩变硬，而骨盆上方则还处于放松状态，结果就会导致骨盆失去弹性，使人无法集中精力做事。

正常情况下，骨盆放松时，即使不给其施加压力，骨盆也会有一定弹性维持人体的正常活动。

该时期如果下腹部周围有些脂肪，未必是件坏事。有了些脂肪可以增加下腹部周围温度，防止其由于受凉造成一些对身体的不良影响。

但是，在骨盆放松的这段时期，身体代谢也是下降的。换句话说，身体是处于"半冬眠"状态的。此时腹部变凉，人容易过量饮食，发生肥胖。所以，让腹部变得暖和，可以让骨盆拥有良好的弹性，从而防止肥胖的发生。

有些人即使肚子不饿，食欲也很旺盛，喜欢不停地吃东西。这其实是因为腹部受凉，肠胃功能下降，反应变迟钝所致（肠胃反应变迟钝，无法及时接受食物带来的刺激，不容易有饱腹感）。此时，如果只凭意志力来控制食欲，恐怕是一件很难的事情。

如果想办法让腹部变暖，促使肠胃功能变好，过量饮食也就可以得到控制了。

下面向大家介绍的方法可以使下半身变暖，加强骨盆功能，还可以缓解更年期的各种身体不适（头晕、情绪不稳定等）。

收紧侧腹

①双手抓住侧腹（如图），边吸气边轻轻地牵拉侧腹部。
②一边呼气，一边让抓住侧腹的手放松。
③重复①②数次，腹部会变暖。
④肠胃功能会变好，情绪安稳。侧腹部会变紧，腰部会感觉轻松。

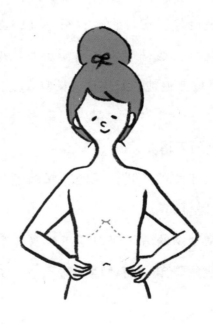

向大腿内侧"通气"

①坐在椅子上,将双手手掌置于大腿内侧根部(如图)。
②手腕和肘部放松。
③手掌触摸到的大腿内侧感觉到温暖即可。
④下腹部变暖(内侧大腿和下腹部同时变暖最理想),骨盆(左右髂骨)功能增强,脚部负重感减轻。

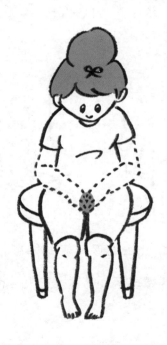

第 2 趾和第 3 趾

①在第 2 趾与第 3 趾间，向踝部方向（向上）寻找骨与骨之间狭窄的缝隙（如图）。

②如果轻轻用手指按压第 2 趾与第 3 趾之间的缝隙处，敏感者会感觉疼痛。

③按压 30 秒左右，腰部会感觉温暖。如果不容易找到骨与骨之间狭窄的缝隙，可以将两个脚趾骨掰开寻找。

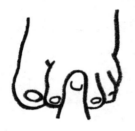 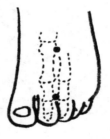

※ 之前向大家介绍的保持青蛙体态、第 2 腰椎的微弱运动、第 4 腰椎的微弱运动等方法也可以增强骨盆功能。

老年女性的身体
——在失去中得到自由

女性到了老年期，个体差距逐渐扩大（有可能年长者反而会很健康）；有需要护理人员照顾的，也有比年轻时还精力充沛的；有感觉到一个人活得孤独的，也有喜欢一个人独来独往的。

但是，不管是哪一类人，需要格外注意的是腰腿部的健康。之前向大家介绍过锻炼腰腿部肌肉的重要性，与肌肉的力量相比，女性更应该注重活动的质量和肌肉间的平衡。

例如，仅仅是跌倒这一常见事故，每个人受伤的程度就大大不同。在受到某一物体冲击时，是垂直冲击还是侧面冲击，对身体造成的影响也是大不一样的。此时，腰部、髋关节、膝关节等部位的柔韧性决定了其受伤程度的大小。不仅如此，如果关节活动灵活，在日常生活中可以做许多事情，这也算是一种肌肉训练，更加有助于身体的健康。

在中年时，一般是大腿内侧肌肉的功能更容易衰退。为了减少这种衰退带来的不良影响，大腿外侧肌肉就会代偿性加大工作量，导致大腿外侧肌肉变硬。

我们需要保持腰腿部的肌肉平衡。因此，我们可以早上起床后及睡前做一下抬腿微伸运动（详见第 2 章）比较有效。坚持做该运动可以放松负担过重而变硬的肌肉，使容易松懈的大腿内侧肌肉变得紧缩。试着抬抬脚，如果大腿内侧肌肉有紧缩感，说明大腿内侧还有肌力。如果真的没有肌力，大腿会处于软弱无力的状态。话剧或电影里经常出现医护人员照看患者的场景，他们会习惯性地摸一摸患者的腿，原理就在于此。比较遗憾的是，以前人们不像现在可以享受良好的医疗，有了病只能通过一些手段缓解其暂时性的疼痛，无法得到根治。

我的经验是，越是重症患者或高龄体弱的患者，越容易"通气"，使用整体疗法后，都会觉得身体很舒服。哪怕是先搓搓脚，对该类患者都非常有效果。

十几年前，在下班回家的路上，我看到几位老爷爷坐在长椅上吃冰棒。从外表看，他们应该都已经步入了花甲之年，但这些老爷爷却都像孩子一样吃着冰棒，确实有点不可思议。不过从这些老爷爷的行为可以看出，越是年老

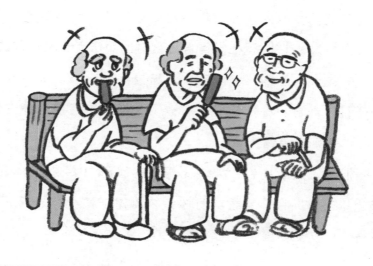

就越有自由。

有一次在外地，遇到了一位年过 70 的老人家（女性）独自一人在外旅行。原本可以报个旅行团和大家一起热热闹闹地完成旅途，或许人家比较喜欢一个人的"自由"吧。

人到老年，虽然体力开始渐渐衰退，但这时对社会的责任也会相应减少，不需要处理许多错综复杂的事。与年轻人相比，老年人拥有了更多的自由空间。

但是，步入老年后也会有许多不愉快的事情发生。活的时间越久，失去亲人的次数就越多，越是亲近的人离开，就越悲痛。我曾经认为，年轻时如果失去了亲人给自己的打击会很大，但是，现在觉得自己当时的想法完全是错误的。

失去亲人后的"空缺期"，与更年期一样，下腹部失去弹性，骨盆也开始松弛。所以，此期间不宜使身体过度疲劳，否则容易伤身。

但是，众所周知，女性比男性的忍耐力要强很多，如果能挺过该阶段，女性的身体会恢复得很快。有些人反而变得比以前更健康。

不只是更年期，"空缺期"也是可以促使身体"翻新"的时期。但是，该时期也是得重大疾病的危险期。

我的母亲，到了癌症晚期，才开始有了能跟我们这些孩子好好聊天的机会。当时我第一次看到了母亲发自内心的笑容。

生病后，人的老化加剧，同时也会让自己变得更加真实。

人随着年龄的增长，失去的不只是体力，还会失去许多其他的东西，所以可以说是"在失去中生存"。

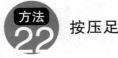
按压足趾间

①按压各足趾间的缝隙部分,不需要太用力。各足趾间按压 30 秒左右即可(某些地方会感觉疼痛)。

②腰部、背部、腹部均感到温暖,头部、腕部、足部感觉凉爽即可。与此同时,需要进行深呼吸。

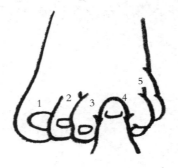

第 1 趾和第 2 趾间、第 2 趾和第 3 趾间——让骨盆富有弹性、温暖下腹部。

第 3 趾和第 4 趾间——促进排尿,温暖身体。

第 4 趾和第 5 趾间——放松胸部、颈部、头部。

方法 23　摩挲（轻轻地接触，然后"通气"）
腿部（膝关节以下部分，特别是足三里穴）

①让接受治疗者选择自己喜欢的姿势，治疗者慢慢地摩挲接受治疗者的小腿内、外侧。

②治疗者最好也选择自己喜欢的姿势。过度用力容易导致自己身体前倾造成身体过于紧张。

③接受治疗者呼吸加深即可。治疗者用手掌轻轻地接触下图中标记处。

小腿内侧——使腹部变暖。

小腿外侧（足三里穴）——促进排泄。

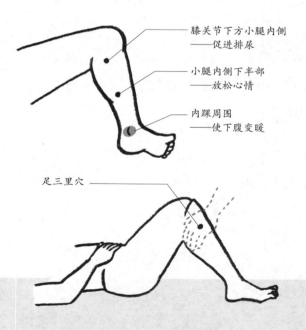

第4章　人生各个阶段放松身体的方法

通过身体状态
寻找整体（治疗）方法

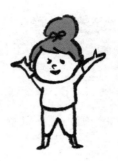

● **太阳穴痛**

伸懒腰（最好自然而然地打哈欠） /25

抬腿微伸运动 /28

抬额法 /30

● **肩硬伴头痛**

第3腰椎的微弱运动 /89

向眼部"通气" /54

按压足趾间　/128

● **眼部易疲劳**

抬额法　/30

向眼部"通气"　/54

第 1 腰椎的微弱运动　/81

● **肩部和颈部易僵硬**

第 1 腰椎的微弱运动　/81

第 3 腰椎的微弱运动　/89

按压足趾间　/128

● **肩部易僵硬（肩的上边）**

手臂上的穴位　/50

第 2 腰椎的微弱运动　/85

● **肩部易僵硬（肩的前方）**

第 5 腰椎的微弱运动　/97

● **呼吸变浅**

双手对掌姿势，可使胸部放松　/46

手腕相互接触，可使胸部放松　/47

手臂上的穴位 /50

第 5 腰椎的微弱运动 /97

●肠胃虚弱

向足三里穴"通气" /41

第 2 腰椎的微弱运动 /85

●容易便秘、得痢疾

手臂上的穴位 /50

通过正确呼吸放松骨盆 /59

收紧侧腹 /120

摩挲（轻轻地接触，然后"通气"）腿部（膝盖以下部分，特别是足三里穴） /129

●易暴饮暴食，想让侧腹变瘦

收紧侧腹 /120

第 3 腰椎的微弱运动 /89

●月经不调

第 4 腰椎的微弱运动 /93

给第 4 腰椎和骨盆增加弹性 /114

●严重的痛经

抬腿微伸运动（侧抬腿，左腿为主） /34

向血海穴"通气" /38

"屏气、呼气"＝放松骨盆下部 /58

通过正确呼吸放松骨盆 /59

●生理期时腰痛

抬腿微伸运动（侧抬腿，左腿为主） /34

向血海穴"通气" /38

●分娩后体型不易恢复

第4腰椎的微弱运动 /93

给第4腰椎和骨盆增加弹性 /114

抱住膝关节，使骨盆紧缩 /115

●想让腰围变细

第2腰椎的微弱运动 /85

第3腰椎的微弱运动 /89

●长时间保持一个姿势时腰部疼痛

第3腰椎的微弱运动 /89

收紧侧腹 /120

第 2 趾和第 3 趾 /122

● **身体前倾时腰痛**

抬腿微伸运动 /28

第 5 腰椎的微弱运动 /97

● **脚步沉重**

第 2 腰椎的微弱运动 /85

向大腿内侧"通气" /121

● **足部易水肿**

第 3 腰椎的微弱运动 /89

● **难以入睡**

抬腿微伸运动 /28

● **睡眠中易惊醒**

抬腿微伸运动（侧抬腿，左腿为主） /34

第 3 腰椎的微弱运动 /89

● **起床困难**

抬腿微伸运动 /28

抬额法　/30

第 3 腰椎的微弱运动　/89

● **易头晕**

伸懒腰（最好自然而然地打哈欠）　/25

第 1 腰椎的微弱运动　/81

向大腿内侧"通气"　/121

● **身体易变凉**

向血海穴"通气"　/38

给第 4 腰椎和骨盆增加弹性　/114

向大腿内侧"通气"　/121

第 2 趾和第 3 趾　/122

按压足趾间　/128

摩挲（轻轻地接触，然后通气）腿部（膝盖以下部分，特别是足三里）　/129

● **放松全身（缓解骨盆）**

踢腿、甩臂　/64

保持青蛙体态　/65

按压足趾间 /128

● **情绪波动大**

手臂上的穴位 /50

"屏气、呼气"=放松骨盆下部 /58

通过正确呼吸放松骨盆 /59

● **有很强的不安感**

双手对掌姿势，可使胸部放松 /46

手腕相互接触，可使胸部放松 /47

手臂上的穴位 /50

让使彼此放松的位置关系 /70

第5腰椎的微弱运动 /97

防止"怯场"的方法 /108

结束语
用自己的双手就可以得到健康

我们的身体每天都保持一种平衡状态，所以我们才能过得很舒适。只有身体迸发出活力和热情，我们才能活得更健康。

在社会环境和医疗环境均飞速发展的今天，并不能保证所有人都身心健康。而且，即便是将自己的身心健康保护完好，身体也会逐渐老化。健康不是从外界获得的，而是从自己身体产生的。但是，如果周围环境将其（身心健康）

保护完好，会增强人们更加努力去获得健康的意愿。

让读者们重新认识自己身体中潜在的缓解身体不适的能力，是本书的主旨。

去什么样的地方可以让自己放松，把家布置成什么样可以感觉更舒适，如何合理分配时间……这些都是我们日常生活中必须思考的问题。要想寻找让自己喜欢做的事，首先要亲自去体验，然后才可以找出令自己喜欢做的事。本书中介绍的各种方法本身很有效，但需要人们用一定的时间去适应。一旦适应后，会给身心健康带来很大益处。

再次特别感谢日本 PHP 研究所的编辑绵尤里女士，从一开始的策划到本书的出版给予了大力支持。也非常感谢负责插图的若林妙子女士，从大量的投稿作品中对插画进行了细心挑选。

最后还要感谢给予我在整体疗法方面大力支持的社会各界人士。

2012 年 3 月